Manfred Doepp
Medizin der Bergpredigt

Manfred Doepp

Medizin der Bergpredigt

Eine echte Ganzheitsmedizin
Die Sprache unserer Organe

2., erweiterte Auflage

Haag + Herchen

Bild der vorderen Umschlagseite: Symbol der Bergpredigt. Das gleichschenklige Kreuz ist Ausgangspunkt für die Kommunikation mit allen Menschen.

Bibliografische Information Der Deutschen Bibliothek
Die Deutsche Bibliothek verzeichnet diese Publikation in der Deutschen Nationalbibliografie; detaillierte bibliografische Angaben sind im Internet über http://dnd.ddb.de abrufbar.

ISBN 978-3-89846-588-5
2., erweiterte Auflage 2010

Produktion: Herchen + Herchen & Co. Medien KG,
Frankfurt am Main
Herstellung: nl
Printed in Germany

Verlagsnummer 3588

Inhalt

Einführung, Thesen

Man sollte einmal die provokatorische Frage stellen: Geht die Einbahnstraße der heutigen Schulmedizin über in eine Sackgasse? Immer mehr Menschen erkennen, daß wir nicht eine mechanistische Reparaturmedizin brauchen, sondern eine neue Heilkunde, die nicht schädigt, die mit und nicht gegen den Körper und die Seele arbeitet und die sich im Gegensatz zur modernen Unethik von Genmanipulation, Embryonenverarbeitung, Eugenik, neuer Euthanasie und »Schaffung eines neuen Menschen« an den göttlichen Gesetzen orientiert.

Es gibt Aspekte dieser nur scheinbar neuen Medizin seit Jahrtausenden: Es ist das Wissen aller großen Heilkundigen der Menschheit, z.B. Asklepios, Hippokrates, Erasistratos, Avicenna, Hildegard von Bingen und Paracelsus. Speziell dieser wußte um den »inneren Arzt und Heiler«, um die Heil- und Lebenskräfte in uns, deren Wirkung wir durch falsches Denken und Leben schwächen, deren Strom wir blockieren.

Die Stärkung dieses »inneren Arztes und Heilers«, der Selbstheilungskräfte in uns, sollte die Hauptaufgabe jeder Heilkunde sein. Dazu müssen die Methoden sanft sein und mit dem Körper zusammenarbeiten, statt ihn und seine Krankheit als Feind zu sehen und gegen ihn tätig zu werden. Vor allem sollte gesucht werden, was der Körper mit der Krankheit sagen möchte, denn er tut nichts, ohne daß es einen Sinn hätte.

Hinter den äußeren Auslösern der Krankheiten stehen als eigentliche Ursachen geistig-seelische Fehlhaltungen der Menschen selbst. Kurz gesagt: Ein positiv gestimmter, glücklicher und sich des Sinns seines Lebens bewußter Mensch wird schwerlich krank und leichter gesund, es sei denn, seine Seele benötigt die Krankheit noch für einen Lernzweck. Aber: Warum sollten wir nicht lernen können, ohne krank werden zu müssen?

Jeder von uns hat schon erfahren, daß man nicht krank wird,

wenn man es sich nicht zugesteht, wie z.B. eine Mutter im Anschluß an die Geburt, oder eine Tochter, die ihre alte Mutter pflegt. Die kürzeste Formulierung lautet: Liebe heilt, die zum anderen und die zu sich selbst. Dies ist weder ein Gegensatz noch ein Widerspruch. Die Liebe beinhaltet Harmonie in den Empfindungen, Gedanken, Worten und Handlungen.

Wie können wir dies erreichen? Der goldene Weg ist der der Bergpredigt. Dazu bedarf es der Selbsterkenntnis, des Annehmens, des Bejahens und der Konfliktbereinigung durch Vergeben und Um-Vergebung-bitten.

Die gelebte Bergpredigt ist gleichzeitig der Weg zur Heilung des Körpers und zum Heil der Seele. Wenn wir beginnen, in jedem Menschen und in allem Negativen das Positive zu sehen, ist der erste Schritt getan.

Krebs und Aids

Sicherlich sind Krebs und Aids heute die im Bewußtsein der Bevölkerung bedeutsamsten Krankheiten. Sie sind zwei Seiten einer Medaille und gehören zur Lebensweise unserer Zivilisation, als Wirkung selbstgesetzter Ursachen der Menschen. Dabei konkurriert Aids mit dem Krebs in der heutigen Skala der Angst. Das »Forum gesundes Österreich« ließ im März 1999 eine Umfrage durchführen, u.a. mit der Frage, vor welcher Krankheit die meiste Angst bestünde. Die Ergebnisse (in Klammern die wirkliche Häufigkeit):

Krebs	62 % (real 23 %)
Herz- und Kreislauferkrankungen	13 % (real 50 %)
Aids	11 % (real 0,1 %)

Man erkennt, daß der Krebs wichtig ist und zusätzlich stark überschätzt wird, daß Herz- und Kreislauferkrankungen vorherrschen, aber klar unterschätzt werden, während Aids bei real geringer Bedeutung die höchste relative Überschätzung aufweist.

Dies geht damit einher, daß der Tod am Herzinfarkt ein gesellschaftlich hohes Image aufweist und akzeptiert wird als Frucht eines gestreßten Lebens, wohingegen Krebs als ein schmerzhaftes Siechtum gefürchtet wird und Aidskranke unter einem Negativimage leiden.

Real ist die Angst vor Aids also eher unbegründet, doch kann man vermuten, daß ähnlich wie bei der Rinderseuche BSE im kollektiven Unterbewußtsein der Menschen Erinnerungen angerührt werden, nämlich an das Leid während früherer großer Seuchen. Die Pest, Cholera, Syphilis, Lepra, Pocken, Tuberkulose und weitere epidemische Krankheiten rufen ähnliche Ängste hervor.

Wer aber Angst hat, hat Grund, Angst zu haben, z.B. auch vor Aids, denn er öffnet Parasiten, Erregern und Keimen Tür und Tor. Ebenso falsch ist es natürlich, sich in einer Pseudo-Sicherheit zu wiegen und sich Illusionen über die Gefährdungen in unserer Zukunft zu machen. Eine illusionsfreie, realistische und angstfreie Grundhaltung ist die beste Basis.

Was ergibt sich daraus? Das Wort Aids bedeutet wörtlich »Hilfen«. Für wen kann dies eine Hilfe sein? Die Menschheit erhält dadurch die Chance, aus ihrem Gefängnis herauszufinden, das heißt aus ihrem Käfig der Egozentrik, der inneren und äußeren Gewalt, der mißverstandenen Liebe.

Die Menschheit könnte sich dadurch rückbesinnen auf echte Werte, die in allen Religionen enthalten sind und für die sich das Christentum auf die Bergpredigt Jesu Christi beruft.

Dies wäre das Positive im Negativen.

Stand unseres medizinischen Systems, Paradigmenwandel

In jüngster Zeit sehen wir, wie parallel zum immer unmenschlicher werdenden Gesundheitssystem vermehrt Artikel und Bücher zu den Themen der Medizinkritik, Alternativ-, Komplementär- und Ganzheitsmedizin erscheinen. Journalisten und Autoren reagieren damit auf den Zeitgeist und auf Ergebnisse von Umfragen, wonach das Interesse und das Behandlungsbedürfnis der Bevölkerung bezüglich einer sanften Heilkunde ständig zunehmen, parallellaufend mit Enttäuschungen durch oberflächliche, unzureichende oder nebenwirkungsreiche schulmedizinische Behandlungen.

Schauen wir uns einige Publikationen dazu an:

H.P. Studer stellt in seinem Buch: »Gesundheit in der Krise, Fakten und Visionen« (AAMI Verlag, Breganzona, 1996) u.a. fest, daß Aufwand und Ertrag in der Krankenversorgung in einem immer schieferen Verhältnis stehen. In unserer vernetzten Gesellschaft schaukeln sich verschiedene Abhängigkeiten hoch, da viele Gruppen und Firmen an der renditestarken »weißen Industrie« verdienen, so daß niemand an einer gesunden Bevölkerung interessiert sein kann. Teurere Medikamente, medizintechnische Produkte und Verfahren, das ungebremste Anspruchsdenken, die unkontrolliert wachsende Zahl von Ärzten und das steigende Durchschnittsalter der Bevölkerung mit kopflastiger Alterspyramide, alle diese Entwicklungen bedingen, daß die Kosten im Gesundheitswesen, das eigentlich ein Krankheitswesen ist, explodieren müssen. Hier hilft auch keine Deckelung, da sie nur einen Überdruck im Dampftopf erzeugt.

Unsere moderne Lebensweise beinhaltet nun einmal die Zerstörung der Umwelt, eine einseitige Ernährung nicht mit Lebens-, sondern Krankheitsmitteln, Bewegungsarmut, Suchtverhalten und andauernden Streß. Unsere Wettbewerbsgesellschaft mit ihrer globalen Verbreitung des Kampfes eines jeden gegen jeden wird immer hektischer, alles wird dem quantitativen Wachstum und dem Profit (neuerdings *shareholder value* genannt) untergeordnet.

Zwar hat die Lehre von Karl Marx im »real existierenden Sozialismus« versagt, jedoch bestätigt sich seine Analyse hinsichtlich der Endzeit des Kapitalismus gegenwärtig in frappierender Art und Weise. Im Zeitalter des Wassermanns wird dieser extreme Pendelausschlag sich allerdings wieder umkehren, von der Quantität hin zur Qualität und vom Materialismus westlicher Prägung hin zur Spiritualität.

Das Wissenschaftsverständnis der Medizin richtet sich aus auf die Symptome und vermag dem heute vorherrschenden Krankheitsbild der chronisch und mehrfach Erkrankten immer weniger gerecht zu werden, da die Unterdrückung von Symptomen oder die Reparatur bzw. der Ersatz von Organen als Heilungen ausgegeben werden. Ursachen werden weder gesucht noch erkannt oder gar beseitigt. Dazu kommen iatrogene (arztbedingte) Krankheiten, die dem »Nihil-nocere- (Nicht-schädigen-) Prinzip« des Hippokrates zuwiderlaufen.

Ein Beispiel: Im Auto leuchtet die Oelwarnlampe. Der Autofahrer kann daraufhin die Birne herausdrehen, in der Hoffnung, die Symptombeseitigung sei eine Therapie. Jedoch werden sich die Zylinder festfressen. Ein sorgfältigerer Fahrer kann Oel nachfüllen, was einer stationären Behandlung entspräche. Damit wird das Festfressen immerhin hinausgeschoben. Nur ein Kenner als Fahrer kommt auf die Idee nachzuschauen, weshalb der Motor so viel Oel verliert, z.B. durch eine gelockerte Schraube.

Dieses Vorgehen wäre einer Ganzheitsmedizin gleichzusetzen, die sich bemüht, die Verursachung der Krankheit zu finden und zu beseitigen.

Studer empfiehlt zwei Strategien:

a) die Ausrichtung unserer Lebensumstände auf Bedingungen, die der Gesundheit förderlich sind, nicht nur beim einzelnen, sondern auch allgemein als Abkoppelung der Marktwirtschaft vom Kapitalismus,
b) die Transformation und Erweiterung der Medizin in Richtung einer integralen Medizin, ohne einseitige Bevorzugung der Schulmedizin, mit Gleichberechtigung aller heilkundlicher Sparten.

Eine Utopie?

Dr. **G. Leiner** betitelt seinen Kommentar (Salzburger Hilfswerk, 06/1996): »Wir können nicht auf Dauer wider die Natur handeln.« Er weist darauf hin, daß das ganze, auf Solidarität aufgebaute Gesundheitssystem gefährdet ist, wenn wir gegen alle Erkenntnisse für ein gesundes Leben verstoßen. »Gesundheit verlangt Eigenverantwortung.«

Er referiert: »Die Weltgesundheitsorganisation WHO führt 37 % der Todesursachen auf ungesunden Lebensstil zurück, 29 % auf Erbfaktoren, 24 % auf Umweltfaktoren. Nur 10 % können durch die medizinische Versorgung gewährleistet werden.«

Es stellt sich die Frage, warum die Medizin nicht wie im Altertum ihr Schwergewicht auf die Vorbeugung legt, statt das Kind zu behandeln, wenn es aus dem Brunnen gezogen wurde. Die angebotenen Vorsorge- und Früherkennungsuntersuchungen sind so grob, daß man sie als leicht vorgezogene Späterkennungsmaßnahmen bezeichnen muß. Schwere Krankheiten entwickeln sich über Jahre, bevor sie ausbrechen, und eine vorbeugende Medizin sollte die Ganzheit des Menschen befragen, um bereits Tendenzen und Frühstadien zu erkennen.

Die österreichische Krankenversicherung **Merkur** (Hauszeitschrift 06/1998) fühlt sich von der Einstellung der Bevölkerung in ihrer Strategie bestätigt, den Einsatz von natürlichen und alternativen Heilmethoden vehement zu fördern und Gesundenversicherer zu werden. Nach einer Studie vom November 1997 sank (im Vergleich zum Mai 1992) der Bevölkerungsanteil ohne Anwendung naturheilkundlicher Methoden von 65 auf 49 %, stieg der Anteil der Homöopathie-Anwender von 23 auf 34 %, der Akupunktur-Patienten von 11 auf 17 % und der Bachblüten-Verwender von 5 auf 14 %.

Somit wendet die Hälfte der Bevölkerung Naturheilmethoden an, im Gegensatz zum Verhalten der Ärzte oder gar der Krankenhäuser. Es entwickelt sich also eine sanfte Revolution von unten her, offenbar so lange notwendig, bis die etablierten Politiker und Funktionäre nicht mehr scheinbaren Sachzwängen und professoralen Gutachten folgen, sondern sich unter dem Diktat der leeren Kassen dem Willen der Menschen beugen.

Die Zeitschrift Gesundheit publizierte (Heft 04/1996) einen Artikel über die Bach-Blüten, die sich seit einigen Jahren unaufhaltsam in der Bevölkerung verbreiten.

Dr. **J. Klasmann** schreibt: »Bach-Blüten heilen nicht den Körper, sondern die seelischen Zustände, die dann zur Krankheit führen... Man kommt mit ihrer Hilfe den Ursachen der Krankheiten auf die Spur... Die Bewußtwerdungsarbeit, die die Blüten unterstützen, bewirkt, daß man die Krankheit anders sehen, ein tieferes Verständnis für sie finden, sie annehmen kann... So wird der Auftrag der Seele – der Sinn des Geschehens – enthüllt und erlebbar.

Im Verständnis von Bach ist Krankheit das Ergebnis eines Konfliktes zwischen unserem ›höheren Selbst‹ (dem göttlichen Teil in uns) und unserer Persönlichkeit (dem Ich). Sie ist ein Werkzeug der Seele, um uns auf den rechten Weg zurückzuführen, und kann daher nur durch gedankliche und spirituelle Bemühungen wirklich beseitigt werden. Daher wollte Bach Krankheiten nicht bekämpfen, sondern überwinden... Die Blockade, mit der sich der Mensch von seinem ›höheren Selbst‹ abschneidet, wird gelöst, und dessen Selbstheilungskräfte dringen wieder durch.«

Da die Bach-Blüten kaum eine molekulare Substanz enthalten, sondern ähnlich der Homöopathie eine Informationstherapie darstellen, dürften sie nach schulmedizinischer Auffassung nichts bewirken, allenfalls einen Placebo-Effekt. Die Erfahrungen aber zeigen, daß damit korrekte Diagnosen der psychischen Situation und auch Behandlungserfolge zu erzielen sind. Dadurch und durch ihre Sanftheit erklärt sich ihre Popularität.

Leider besteht zwischen der modernen Physik und der Medizin ein zeitlicher Spalt von Jahrzehnten. Die Medizin arbeitet, als ob die subatomare Physik der Felder, Wellen, Quanten und der Vakuumenergie nicht existent wäre. So kann sich ein Schulmediziner kaum vorstellen, daß Flüssigkeiten Träger materieloser Informationen sind, daß Zellpartikel über kohärentes Licht ähnlich dem Laser miteinander kommunizieren, daß Membrankanäle oder Meridiane Supraleiter für Ströme und Wellen sind, daß der individuelle genetische Code nicht nur in der DNS, sondern auch in morphogenetischen Feldern (nach Sheldrake) gespeichert ist, daß der Körper Informationen minimaler Intensität aufgrund der Qualität aus einem hohen Hintergrundrauschen selektieren kann, etc. Man könnte diese Aufzählung fast beliebig fortsetzen.

In Heft 09/1996 findet sich ein Artikel desselben Autors mit dem Titel »Der Seelenanteil am Tumor«, also über die **Psychoonkologie**. Einige Zitate:

»Wer seelische Konflikte nicht anstehen lässt, trägt weniger Krebsrisiko... Der wahre Kern des Begriffs Psychoonkologie ist die These, daß es so etwas wie eine psychische Präcanzerose gibt. Der Theorie nach müssen drei Faktoren zusammenfallen:

1. frühkindliche Störung: Bruch im Urvertrauen des Kindes,
2. ein ›schizophasischer‹ Lebensstil: eine Lebensführung, die langanhaltend nicht mit der inneren Wahrheit des Betroffenen übereinstimmt. Beispiele: Ehen, die nicht aus Liebe, sondern aus Pflicht eingegangen wurden, Berufe, die mit den wahren

Interessen nicht übereinstimmen, oder verschiedenste Formen von ›Doppelleben« – von der verheimlichten Freundin bis zur beruflichen Korruption,
3. eine ›suizidale Einengung‹: die Zuspitzung zu einer Situation verzweifelter Ausweglosigkeit, wenn etwa die Ausrede für die Lebenslüge wegfällt oder wenn die mit der Fassade unvereinbare Wahrheit ans Licht kommt.

Wer in seinem inneren Haus regelmäßig aufräumt und Konflikte authentisch klärt, bevor sie sich zu Bergen türmen, hat größere Chancen, gesund zu bleiben… Als besonders verheerend erweist es sich, wenn negative Gefühle, die ja jeden von Zeit zu Zeit überfallen, über eine längere Frist nicht ausgedrückt, sondern unterdrückt werden und sich als selbstzerstörerische Bioenergie im Körper stauen.

Je mehr sich jemand akzeptiert, desto besser fühlt er sich. Also: Was in der Biographie des Patienten paßt so wenig mit seinem wahren Ich zusammen, daß es ihn krank gemacht haben könnte? Es geht darum, den Patienten zur Autonomie zurückzuführen. Lernt der Patient, das Heft seines Lebens wieder selbst in die Hand zu nehmen, zu tun und zu lassen, was er will und was ihm entspricht, dann macht er einen enormen Entwicklungssprung.

Die Erfahrung, daß die Krankheit auch ihre hellen Seiten hat, ist wohl eines der heilsamsten Geschenke der Psychoonkologie. Eine Patientin: ›Ohne meinen Krebs wäre ich längst gestorben.‹

Sicher meinte sie damit, daß sie vor dem Krebs unbewußt dahinlebte, aus der Sicht der Seele eher vegetierte und damit geistig fast tot war, während die Krankheit sie zu einem bewußten, autonomen und damit echten Leben mit Übernahme der Verantwortung für sich selbst führte. Dies kann allerdings dann nicht geschehen, wenn man dem Arzt die Verantwortung überträgt.

Nach allen Erkenntnissen über die Lebenserwartung von Krebspatienten leben diejenigen am längsten, die aktiv und voller

Energie in den Prozeß einsteigen, ihr eigenes »Produkt Krankheit« wieder in die Gesundheit zu überführen.

Eine Publikation des Landeskrankenhauses Salzburg (in: Unser Land, 18/1996) zeigt, daß es Ansätze zum Umdenken innerhalb der Schulmedizin gibt. Der Titel lautet: »Wenn der Mund schweigt, spricht der Körper.« Autor ist Dr. **M. Stelzig** aus der psychosomatischen Abteilung.

Er schreibt: »›Was kränkt, macht krank‹, ›Etwas geht mir unter die Haut‹, ›Mir liegt etwas im Magen‹, ›Sich etwas zu Herzen nehmen‹ sind Redewendungen, die Schlüsse auf die enge Verknüpfung zwischen körperlichen Erkrankungen und seelischem Befinden zulassen.

Untersuchungen belegen, daß im Durchschnitt bei 41,8 % der PatientInnen psychosomatische Störungen vorliegen. Vielen Menschen fällt es schwer, über ihre Sorgen zu sprechen. Sie verdrängen ihre Belastungen, fressen ihre Ängste, Sorgen und ihre Wut in sich hinein, mißachten ihre Überforderung und die Warnsignale, die der Körper ihnen sendet.«

Dies sind erste und zunächst einzelne Hinweise dafür, daß auch im Bereich unserer Krankenhäuser die materiell-bezogenen bzw. materialistischen Maßstäbe und Denkschemata allmählich ins Wanken geraten und ein Paradigmenwandel hin zur Ganzheitlichkeit sich andeutet.

Oberfläche oder Tiefe?

Es stellt sich bei jeder Diagnostik und Therapie die Frage, ob man auf der oberflächlichen Ebene der Symptome oder in der tiefen Ebene der Ursachen tätig werden möchte. Die Menschen bevorzugen meist die Oberfläche und meiden die Tiefe bzw. haben sogar Angst vor ihr, da sie Erkenntnisse zeitigt, die Konsequenzen verlangen. Und bei der Entscheidung zwischen einem bequemen Sich-dahintreiben-Lassen und der Anstrengung einer bewußten Veränderung des Lebensstils versuchen die meisten, es sich doch leichter zu machen, als ihre Vernunft es ihnen leise mahnend sagt.

Das Kurieren an den Symptomen erscheint zunächst weniger leidvoll, führt jedoch auf lange Sicht eher zu größerem Leid. Eine solche Vogel-Strauß-Haltung will Leid vermeiden in der Hoffnung, es würde sich alles von selbst regeln. Tatsächlich kann es sein, daß eine karmische Konstellation als Folge dieses Aussitzens vorüberzieht und scheinbar vorbei ist. Wenn jedoch der Anlaß ein weiteres Mal zum Tragen kommt – und das tut er sicher, wenn man nichts ändert –, wird die leidvolle Auswirkung stärker sein. Als Folge der Passivität schafft man somit laufend neue Ursachen, die sich später in Form von Wirkungen, z.B. von Krankheiten zeigen werden. Man erreicht so das Gegenteil dessen, was man wollte.

Man kann auch bezüglich dieser Fehlhaltung in die Tiefe gehen und ihre Ursache zu ergründen versuchen:

Sie folgt aus einem Mißtrauen dem Schicksal und letztlich Gott gegenüber, mit der Befürchtung, es bzw. Gott würde den Menschen bestrafen, anstelle der Einsicht, daß der Mensch seines Schicksals Schmied ist und der liebende Gott keines Seiner Kinder – und Seine Kinder sind wir alle – bestraft.

Da den meisten Menschen aber das Gesetz von Ursache und Wirkung sowie die Möglichkeit, Ursachen aufzulösen und damit

Wirkungen zu vermeiden, unbekannt ist, versuchen sie, sich durchzulavieren.

Verantwortlich dafür sind letztlich diejenigen, welche das notwendige geistige Wissen vor den Menschen verborgen bzw. ihnen einen Rache nehmenden oder strafenden Gott suggeriert haben.

In Wahrheit läßt Gott die Wirkungen selbstgesetzter Ursachen zu, da nur wenige Menschen bereit sind, aus Einsicht in die Notwendigkeit zu lernen und sich zu verändern, sondern abwarten, bis Leid sie dazu zwingt. Jeder aber kann dies vermeiden, so er sich dafür entscheidet.

Wenden wir diese »Tiefenanalyse« auch einmal auf Natur und Technik an und betrachten einige Beispiele, wie verschieden Oberfläche und Tiefe sich dabei zeigen.

– Der Computer

Oberfläche	Verwendung als Schreibmaschine Verwendung als Taschenrechner Verwendung von Programm-Menüs Verwendung von Programmen Programmieren: Sprachen Betriebssystem
Tiefe	Binäres System: 1/0, +/-, ja/nein

Natürlich ist es möglich, sich aus Unwissenheit oder Bequemlichkeit darauf zu beschränken, einen Computer zum Schreiben oder Rechnen zu benutzen. Will ich aber die Fähigkeiten eines PC ausschöpfen, muß ich mich mit den Programmen und Menüs vertraut machen. Habe ich eigene Vorstellungen, ist ein Gang in die Tiefe notwendig, also das Anwenden der Programmiersprache.

Beherrschen kann ich den Computer, wenn ich das Betriebssystem kenne, das den einfachsten und natürlichsten aller Codes beinhaltet: null und eins.

Ich kann daraus schließen, daß ich in die Tiefe vorstoßen muß, um die geniale Einfachheit der technischen Physik zu finden und anwenden zu können. Nur damit ist es möglich, selbst einen Überblick zu gewinnen, Fehler zu vermeiden oder – wenn sie auftreten – sie zu korrigieren. Nur so kann ich das Gesamtsystem beherrschen, technische Diagnosen stellen und technische Therapien vornehmen. Die Schlußfolgerung lautet: Beschränke ich mich auf die Oberfläche, bin ich dem System und seinen Tücken ausgeliefert.

– **Die Materie**

Oberfläche	Fest – flüssig – gasförmig – kolloidal
	Moleküle (Millionen)
	Elemente/Atome (ca. 120)
	Atomteilchen (wenige)
	Quarks (ca. 8)
Tiefe	Elektronen/Neutrinos; Wellen/Teilchen

Jahrhundertelang begnügte sich der Mensch mit der Erkenntnis der vier oberflächlich sichtbaren Zustandsformen, wobei das Kennenlernen der Kolloide bereits einen großen Fortschritt darstellte. Auf dieser Basis entstand die Physik Newtons, vor allem die Mechanik, vergesellschaftet mit dem Glauben, der Natur alle Geheimnisse entreißen und sie dem Menschen untertan machen zu können. Dies mündete in die Fortschrittsgläubigkeit des 19. Jahrhunderts; ein typischer Irrtum, der entsteht, wenn man die Oberfläche für die Ganzheit hält.

Es ist erneut sichtbar, daß die Variationsbreite der Erscheinungsformen abnimmt, wenn man in die Tiefe vorstößt. Nach neuerer Erkenntnis ist die Materie nur eine unter besonderen Bedingungen existente, eher unwahrscheinliche Erscheinungsform der Energie, der Wellen und Neutrinos. Sie entsteht, wenn die Frequenz (= Schwingung) der Vakuumenergie absinkt.

Man kann somit die Materie als niedrigstschwingende Erscheinungsform der Energie auffassen. Ihre Bedeutung sinkt dadurch erheblich, denn sie ist – ähnlich dem Höhlen-Schatten-Gleichnis Platons – nur eine Abbildung des wahren Seins.

Die Dualität von Wellen und Teilchen im Grenzbereich der Quanten zwischen Nicht-Materie und Materie ist wieder ein Beispiel für die Einfachheit, welche sich erschließt, wenn man die Tiefe der Erkenntnis erreicht. Andererseits ist dort die Simplizität des Determinismus aufgehoben, denn der Forscher erkennt die Illusion von Raum und Zeit als absoluter Kategorien, die Unschärferelation bei allen scheinbar exakten Meßprozessen und das Chaos in seiner nicht-linearen, holographischen Schönheit, wobei ich die inhärente Ordnung des Chaos nicht erkennen kann, wenn ich meine Maßstäbe anlege. Glück und Bescheidenheit sind die Folge der Erkenntnis.

– **Die organische Materie**

Oberfläche	Körperliche Erscheinungsbilder (unbegrenzt) Eiweiße (Hunderttausende) Aminosäuren (26) Organische Atome: C, H, O, N, S
Tiefe	Organische Säuren und Basen (binär)

Auch hier ist sichtbar, wie die Natur aus wenigen Grundstoffen und -mustern durch Kombination und Variation eine unendliche Vielfalt zu schöpfen in der Lage war. Die organische Chemie als Imitation der Natur führt uns in Form der Kunststoffe vor, was die Erkenntnistiefe auch des Menschen an Leistungen hervorbringen kann. Ein Chemiker würde sich sehr verwahren, wollte man ihn erneut auf die Oberfläche reduzieren, um Erscheinungsbilder für die Grundlagen zu halten, wie es die Medizin bevorzugt.

– Die Genetik

Oberfläche	Lebewesen (unzählige)
	Gene (z.B. Mensch: 100 000)
	Chromosomen (z.B. Mensch: 46)
	Triplets (64)
	DNS-Basen (4: C – G, A – T)
Tiefe	Schlüssel-Schloß-Prinzip (binär)

Im Rahmen der Genforschung und -manipulation ist uns allen das genial einfache genetische System der belebten Natur ins Bewußtsein gerückt worden. Hier ist es leider so, daß der Mensch bereits zum Teil in der Lage ist, selbst zum »Schöpfer« zu werden. Der klare Aufbau der Gene erlaubt es, bei der Analyse wie auch bei der Synthese Automaten einzusetzen, so daß der Bauplan aller menschlichen Gene bald bekannt und ihre Neuproduktion möglich sein wird. Damit ist dem Mißbrauch Tür und Tor geöffnet.

Die Ähnlichkeit mit dem Aufbau eines Computers ist groß, so daß der »geknackte genetische Code« als die materielle Grundstruktur eines Körpers in Zusammenarbeit mit einem Computer auch eine »Somatopsychik« erlaubt und erwarten läßt, also die Beeinflussung der Seele über den Körper.

Denn: Machen wir uns bewußt, daß die Ganzheitlichkeit von Körper, Seele und Geist auch die Auswirkung hat, daß Abänderungen im einen immer auch das andere beeinflussen.

Hoffnung besteht zum Glück insofern, als Genmanipulationen von der höheren und damit wissenschaftlich unbeeinflußbaren Speicherebene der morphogenetischen Felder aus rückgängig gemacht werden können. Hoffen wir also auf Re-Mutationen der Manipulationen.

– **Die Sprache und die Schrift**

Oberfläche	Sätze (unzählige) Worte (Hunderttausende/Sprache) Buchstaben (ca. 26) Vokale (5)
Tiefe	Konsonanten/Vokale: binär

Es ist kaum faßbar, daß und wie es möglich ist, Tausende von Sprachen auf der Erde mit jeweils einer Vielzahl von Worten mittels weniger Grundlaute zu codieren. Kennt man jedoch die vom Bau der Sprachorgane her möglichen Laute, kann man eine Sprache quasi konstruieren. Somit ermöglicht die Analyse der Tiefe eine neue Synthese, die Erkenntnis der Ganzheit oder sogar eine neue Ganzheit.

Immer wieder erkennen wir das binäre Basissystem im Aufbau der Welt, sei es in der Natur, in der Technik oder der Kommunikation. Das Morsealphabet mit Punkt und Strich als Komponenten ist ein weiteres bekanntes Beispiel.

– **Der Mensch**

Oberfläche	Organe: Sprache über Symbole Ganzkörper: Ausdruck der Seele Großhirnrinde: Intellekt Frontalhirn: Gefühlswelt Althirn: Affekte Seele (u.a. Gewissen: binär)
Tiefe	Geist: göttlicher Anteil des Menschen

Hier stellt sich akut die Frage, auf welcher Ebene die Medizin diagnostizieren und heilen will. Reduziert sie sich auf eine Krankheit, ein Organ mit symptombezogener Behandlung, die nichts aufdecken oder bereinigen möchte, sondern zudeckt und verdrängt, oder geht sie in die Tiefe?

Eine Ganzheitsmedizin, die diese Bezeichnung verdient, sollte in Diagnose und Therapie alle Ebenen umfassen und berücksichtigen. Zwar besitzt die Medizin eine Reihe von Worthülsen, mit denen sie verschleiert, daß sie die Tiefe, die Ursache nicht kennt, wie z.B. *essentiell, kryptogen, idiopathisch*, etc. Allerdings wäre dies als Eingeständnis der Unkenntnis weniger problematisch als in Form einer Verschleierung des fehlenden Versuchs, in die Tiefe vorzustoßen.

Jeder Patient – und das sind wir irgendwann alle – sollte ermutigt werden, sich vom Arzt alles Wichtige in einfachen Worten erklären zu lassen, vor allen Dingen die nachgewiesene Erfolgsquote und die Nebenwirkungen der Behandlung, die der Arzt empfiehlt.

Ein Beispiel: Bei welchem essentiellen arteriellen Bluthochdruck wird gesucht, inwieweit nicht-organische Ursachen vorhanden sein könnten, wie z.B. das Druck-ausüben auf mich und/oder andere, das Beweisen-wollen, das Nicht-bejahen des Ist-Zustands, verdrängte Gefühle wie eine frustrane Auflehnung oder Affekte wie Wut und Zorn? Inwieweit werden spastische Kontraktionen der kleinen Blutgefäße durch überwiegenden Sympathikotonus bei Dauerstreß als Folge von etwa Elektromagneto-Smog-Überempfindlichkeit in Erwägung gezogen?

– Ausdrucksformen des Menschen

Oberfläche	Worte Verhaltensweisen Gedanken Gefühle Motivationen
Tiefe	Unterbewußtsein Archetypen

Viele Menschen verlassen sich auf die Worte von anderen. Oft werden sie dabei getäuscht, da es sich um die Oberfläche handelt. Jeder Therapeut muß bei Gesprächen mit Patienten erspüren, welche Gedanken und Gefühle hinter den Worten schwingen, was eventuell zu verbergen versucht wird. Wir wissen alle, daß wir eine schöne Fassade aufrechtzuerhalten versuchen, nicht nur gegenüber den anderen, oft genug auch uns selbst gegenüber. Begnüge ich mich mit dieser Oberfläche, so werde ich nicht auf die wichtigere Ebene der unterkommunikativen Motivation kommen.

Ein Beispiel: Jemand tut eine gute Tat, er hilft einem Mitmenschen – eine gute Oberfläche. Sein Motiv kann dabei sein, gut dazustehen, gelobt zu werden, nach dem bekannten Motto: »Tue Gutes und rede darüber.« Damit ist die Tat wenig oder gar nichts wert. Sein Motiv könnte aber auch die Nächstenliebe sein, wobei es ihm egal wäre, ob er dafür Anerkennung bekommt. Er würde dem Satz Jesu Christi folgen: »Lebe so, daß die rechte Hand nicht weiß, was die linke tut.« Mit dieser Motivation wäre die Tat selbstlos und hätte ihren Wert.

Der Volksmund hat diesbezüglich oft einen guten Durchblick und entlarvt Vortäuschungen und Pseudo-Motive. Daher erlauben viele Sprichworte einen tieferen Einblick als das Betrachten der Oberfläche.

Das Unterbewußtsein beinhaltet einen Pförtner, der unangenehme Inhalte üblicherweise nicht durchläßt. Deshalb ist die Verdrängung ein häufiger Mechanismus mit der Illusion, das Verdrängte sei verschwunden. In unkontrollierten Situationen oder Momenten kommt es jedoch zu inneren Bildern oder Fehlleistungen, der Pförtner läßt eine verdrängte Information durch, und ich kann zur Selbsterkenntnis gelangen. Die damit eröffnete Tiefe ist hilfreicher als lange oberflächliche Gespräche.

Diagnostizieren: Materielle bis mentale Ebene

1. Ebene der Zahlen und Mengen

In der Schulmedizin hat sich diese Ebene der Quantitäten weitgehend durchgesetzt. Sie liefert scheinbar objektive, reproduzierbare, im Verlauf gut beurteilbare Ergebnisse. Auch für Patienten ist diese Ebene leicht einsehbar. Viele kennen z.B. ihren Cholesterin-Wert und halten ein solches Ergebnis für das wichtigste für ihre Gesundheit, ähnlich einem Fetisch.

Einen Sprung bekam dieses »medizynische« Bewußtsein, als man untersuchte, was bei älteren herzkranken Patienten die Lebenserwartung bestimmt. Man nahm natürlich an, daß es der Schweregrad ihrer Befunde sei, der die Zahl von Jahren bis zum Lebensende determiniert. Erstaunlicherweise aber ergab sich, daß es nicht diese »objektiven Parameter« sind, sondern das subjektive Bewußtsein der Befindlichkeit, welches für die Lebenserwartung entscheidend ist. Menschen, die fest davon überzeugt waren, trotz mancher Beschwerden eigentlich gesund zu sein, lebten unabhängig von ihren Befunden länger als diejenigen, die wie das Kaninchen vor der Schlange auf ihre Befunde fixiert waren.

Prof. **Kruse** (Aachen) formulierte dies 1988 so: »Die Medizin der Befunde wird ergänzt durch eine Medizin der Befindlichkeit. Haben wir es doch bei Gesundheit und Krankheit nicht zu tun mit objektiven Gesundheitsbildern, die rein versicherungsrechtlich abgehandelt werden können, sondern mit sehr persönlichen Einstellungen und Erwartungen, mit Einflüssen aus Umwelt und Mitwelt, auch dem Einfluß der Arbeitswelt und der Freizeiträume samt all den darin eingeborenen zwischenmenschlichen Beziehungen.«

Leider äußern sich viele Professoren der Medizin erst nach ihrer Pensionierung (Emeritierung) in solcher Weise und halten sich vorher sehr zurück.

Von daher haben manche Menschen (insbesondere Männer) ein verständliches Grundgefühl, wenn sie den Gang zum Arzt vermeiden und sagen: »Wenn ich beim Arzt bin, erfahre ich erst, daß ich nicht gesund bin. Lieber will ich es nicht wissen.«

In der Folge einer Zahlen-Medizin entstanden auch neue Krankheiten, z.B. die erwähnte Hypercholesterinämie, also ein erhöhter Spiegel des Cholesterin im Blut. Allein durch das Senken der oberen Grenze der Norm von 220 auf 200 mg/dl wurden Millionen von Deutschen vom Schreibtisch aus zu Kranken erklärt. Es handelt sich hier um eine Labor-Krankheit, die üblicherweise und über lange Zeit ohne jede Beschwernis einhergeht. Nachgewiesen wurde nur, daß es sich um einen der Risikofaktoren für die Arteriosklerose, z.B. der Koronararterien, handelt.

Andererseits benötigen die Nebennieren und die Schleimhäute speziell des Darms das Cholesterin für ihre Tätigkeit, so daß ein niedriger Spiegel ein Risiko für Darmkrebs und niedrigen Blutdruck darstellt. Zudem ist das Cholesterin nicht etwa die Ursache der Sklerose, sondern nur ein Indikator in Form eines Heilungsversuchs des Körpers bei Eiweißmast und bakteriell bedingten Gefäßläsionen.

Eigentliche Risikofaktoren sind Zahntaschen (Streptokokken) und Prostataentzündungen (Chlamydien). Wichtiger als das Cholesterin ist auch das Homocystein, das z.B. bei hohem Fleischkonsum ansteigt und mit Hilfe von Vitaminen (Folsäure und Vit. C) gesenkt werden kann. Welcher Arzt aber informiert seine cholesteringläubigen Patienten darüber?

Es ist ersichtlich, daß man Laborwerte nicht überschätzen sollte. Der richtige Weg liegt wohl in der Mitte und beinhaltet die Kenntnis von unnormalen Befunden, ohne sie aber zu ernst oder zu wichtig zu nehmen. Denn jede Verkrampfung verschlimmert, während das lockere Umgehen damit im Bewußtsein, daß die Ganzheit weit mehr ist als einige Einzelwerte, im Körper den Selbstheilungskräften die Selbstheilung ermöglicht.

2. Ebene des Immunsystems

Hier handelt es sich zwar ebenfalls um die Analyse von Blutkonzentrationen, jedoch erlauben diese bereits einen Einblick in ein vernetztes, mittels Regelkreisen gesteuertes System.

Viele kennen heute den Begriff der Psychoneuroimmunologie, der besagt, daß die Psyche, das Nervensystem und das Immunsystem eng gekoppelt sind und sich gegenseitig beeinflussen. Dieser neue Wissenschaftszweig ist ein Teil der ganzheitlichen Betrachtungsweise des Menschen und gilt als anerkannt, da eine große Zahl von Forschungsergebnissen vorliegt, die nicht mehr wegzudiskutieren sind.

Von seelischer Seite her geht es bei der Körperabwehr um das Problem, wogegen ich mich zur Wehr setze. Kann bzw. will ich das Annehmen von mir unangenehmen Aspekten des Lebens vornehmen oder bevorzuge ich das Auflehnen, ohne dadurch allerdings etwas zu ändern? Eine sinnlose Auflehnung, eine chronische Abwehrhaltung streßt das Immunsystem, bis es überschießend oder abwegig reagiert und eventuell später zusammenbricht.

Umgekehrt ist es ebenso falsch, wenn ich mich einem Druck beuge, ohne die Notwendigkeit bejahen zu können. Ändere ich dagegen, was ich ändern kann, und akzeptiere und lasse los, was ich nicht ändern kann, so wird das Immunsystem entlastet und kann florieren.

Die weißen Blutkörperchen sind ein Indikator für Streß, denn sie können dadurch nahezu ebenso hoch ansteigen wie durch eine echte Infektion. Jedoch geht der Krug nur solange zum Brunnen, bis er bricht. Dies bedeutet, daß bei langzeitiger Streßeinwirkung der Computer des Immunsystems, der Thymus, oder aber das Knochenmark entweder zur bösartigen Entartung oder zum Versagen neigen. Zwischenzeitlich kommt es zu Abwegen der Abwehr in Form von Allergien und/oder Autoaggressionen.

3. Ebene der Regelkreise

Regelkreise sind in der gesamten Natur vorhanden und notwendig, wann immer ein dynamisches Gleichgewicht von Populationen oder Konzentrationen aufrechterhalten werden soll, und dieses *steady state* ist das Normale. Über Jahrmillionen hat es die belebte Natur gelernt, im Inneren wie im Äußeren Istwerte mit Sollwerten zu vergleichen und mit Hilfe von Steuermechanismen Abweichungen zu kontrollieren, in Form von sogenannten *negativen feedbacks*.

Es war dem Menschen vorbehalten, ein andauerndes quantitatives Wachstum ohne Gleichgewicht für erstrebenswert zu erachten, was über einen *positiven feedback* (auch Teufelskreis genannt) zu einer exponentiellen Entwicklung bis hin zum unumgänglichen Zusammenbruch führt, ähnlich dem Zins-Zinseszins-System bei Kapitalanlagen, das im Unendlichen endet.

Bestimmt man die Anteile des Regelkreises, also die zu regulierende Größe, z.B. das Schilddrüsenhormon L-Thyroxin, und die steuernde Größe, z.B. das Hypophysenhormon TSH gleichzeitig, kann man feststellen, welche der Hormondrüsen zur Über- oder zur Unterfunktion neigen und ob die Hypophyse (Hirnanhangdrüse) ihre Steuerfunktion normal wahrnimmt. Normal funktionierende Regelkreise sind eine Grundvoraussetzung für die Gesundheit und die Selbstheilungsfähigkeit des Körpers.

4. Ebene der zentralen Regulation

Die hier angewandten Methoden schließen die Erkenntnis ein, daß zwischen Gehirn und Hypophyse eine weitere hormonelle Steuerungsebene eingeschaltet ist, welche die Hypophyse andauert anregt. Es sind die *releasing-hormones*, die vom Hypothalamus gebildet werden. Dieser untersteht dem Thalamus, dem limbischen System und dem Mandelkern – und damit der Ebene der Gefühle und Affekte, womit die psycho-neuro-endokrino-immunologische Kommunikation komplettiert ist.

Es lassen sich damit primäre (bzgl. peripherer Drüsen), sekundäre (bzgl. Hypophyse) und tertiäre (bzgl. Hypothalamus) Dysfunktionen unterscheiden, was für chronische funktionelle Störungen sehr bedeutsam ist. Wenn ich mich z.B. laufend unter Druck setze oder fühle, wenn ich einen Perfektionsdrang habe, immer gut dastehen und keinen Fehler machen möchte, ist eine andauernde Überaktivität des Hypothalamus die Folge. Nachfolgend sind überstimuliert die Hypophyse, die Schilddrüse, die Nebennieren und die Sexualdrüsen, welche somit nur Opfer sind.

Eine längere Überstimulation führt dazu, daß Zellen autonom werden, sich also von der Kontrolle durch die Steuerhormone lösen und eine Überfunktion entwickeln. Teilen sie sich und wachsen, entstehen autonome Adenome, die nur noch schwer zu behandeln sind.

Andererseits sind die Hormondrüsen nur für eine begrenzte Zahl von Jahren zu einer solchen Überfunktion in der Lage. Nach längstens ca. 20 Jahren des Streß degenerieren sie und entwikkeln eine Unterfunktion.

Da dies nachgewiesen wurde an Orten mit häufigen heißen Winden wie etwa Föhn oder Wüstenwinden als Stressoren, wurde diese typische Entwicklung »Jerusalem-Syndrom« genannt (nach Prof. Sulman, Univ. Jerusalem). In jüngerer Zeit wird der Endzustand als »Burn-out-Syndrom« bezeichnet. Es kommt exemplarisch vor unter jüngeren Börsenmanagern in der Wallstreet, da sie unter dauerndem Erfolgsdruck und Anspannung leiden.

5. Ebene des Vegetativums und des zentralen Nervensystems (ZNS)

Die am tiefsten in der Erkenntnis reichende, obwohl grobstoffliche – weil über Konzentrationsbestimmungen im Blut oder Urin ablaufende – Methodik ist die Untersuchung der Gehirnhormone und -transmitter und der im vegetativen Nervensystem bedeutsamen Hormondrüsen. Wesentlich dabei ist, daß die Konzentration aller dieser Stoffe einen ausgeprägten Tag-Nacht-Rhythmus aufweist, wodurch es notwendig wird, Normalbereiche nicht nur bezüglich des Geschlechts und des Alters, sondern auch des Zeitpunkts der Blutabnahme zu erstellen und zu berücksichtigen.

Am bekanntesten ist wohl das **Melatonin** der Zirbeldrüse geworden, da es sich gegen Rhythmusstörungen des Schlafes als ein gut wirksames Mittel erwiesen hat. Verfolgt man die 24-Stunden-Rhythmen solcher Hormone, stellt man fest, daß die Weisheit der Alten, mit den Hühnern ins Bett zu gehen und aufzustehen, also dem natürlichen Lichtrhythmus zu folgen, korrekt zu sein scheint. Auch die chinesische Lehre vom »kleinen Yang« (dem Aktiv-Werden) um 6.00 Uhr, dem »großen Yang« (dem Voll-aktiv-Sein) um 12.00 Uhr, dem »kleinen Yin« (dem Feierabend) um 18.00 Uhr und dem »großen Yin« (dem tiefen Schlaf) um 24.00 Uhr entspricht unserem natürlichen hormonellen Rhythmus.

Im Gegensatz dazu steht unser reales heutiges Leben, mit heller Nacht, zu spätem und gestörtem Schlaf und dazu *Jet-lags* durch häufiges Fliegen. Schon von daher steht dem Melatonin eine große Zukunft bevor.

Das **Serotonin** ist wohl der wichtigste Überträgerstoff (Transmitter) im Gehirn. Veränderungen lassen sich bei den meisten psychiatrischen Krankheiten finden, aber auch schon bei depressiven Verstimmungen. Als erstes ist – wie hier regelmäßig – seine Rhythmik aufgehoben, was sich diagnostisch erfassen läßt. Ähnliches gilt für das **Dopamin** als Vertreter der sogenannten biogenen Amine.

Die Nebennieren werden in der Medizin meist vernachlässigt, lassen sich aber mittels der Bestimmung ihrer Produkte **Adrenalin, Noradrenalin** und **Cortisol** gut beurteilen. Am einfachsten ist die Bestimmung der Ausgangsmoleküle **DHEA** und **Pregnenolon**, welche die Nebennierenaktivität widerspiegeln. Beide können gut therapeutisch eingesetzt werden, wenn sie ein Defizit aufweisen.

Es geht hierbei darum, die Balance des Vegetativums, also die Ausgeglichenheit zwischen dem sympathischen (dem Aktivitäts-) und dem parasympathischen (dem Ruhe-) Nervensystem zu erkennen oder – falls aus dem Gleis – wiederherzustellen. Es ist dies die westliche Beschreibung des Yin/Yang-Prinzips.

Bedenken wir, daß es sich in unserer Gesellschaft eingebürgert hat, vor dem Schlafengehen die fehlende innere Ruhe mittels alkoholischer Getränke (den *downers*) herzustellen, morgens hingegen sich aufzuputschen mit Hilfe von Coffein-Getränken (den *uppers*). Diese Form der Tagesrhythmik ist sicherlich unnatürlich und hat eines Tages negative Folgen.

6. Ebene des Energiezustands

Darunter verstehen wir die Funktions-, Regulations- und Regenerationsfähigkeit des Körpers, erkennbar an seiner Stoffwechselleistung, insbesondere dem Eiweißauf- und abbau, und an seiner Fähigkeit, Sauerstoff und Nährstoffe für den Verbrauch und Schlackenstoffe für die Ausscheidung zu konzentrieren. Daraus ergibt sich die Leistungs- und Kompensationsbreite des Körpers.

Zur Diagnostik existieren zwei Ansätze: die Elektro-Akupunktur-Messungen, welche den Energieinhalt der Meridiane erfassen und damit eine prozentuale Beurteilung des Energiezustands ermöglichen, und die Stoffwechselbeurteilung (nach Reams), welche sieben Parameter im Urin und im Speichel heranzieht.

Trotz völlig verschiedener Ansatzwege liefern beide Methoden ähnliche Ergebnisse bezüglich des Energiestatus, was beweist, daß die schwer definierbare Energieverteilung (des chinesischen *Qi*) und der materielle Stoffwechsel miteinander korrelieren. Ein durch erhöhte Hautwiderstände an den Endpunkten der Meridiane neben Hand- und Fußnägeln definierter Energiemangel geht somit mit einer verlangsamten Stoffwechselleistung wie z.B. einer verminderten Enzymaktivität einher.

Es handelt sich hier um die Auswirkungen des mentalen, immateriellen Energieinhalts auf den physisch-physikalischen Zustand des Menschen. Dieser wird auch umgangssprachlich erkennbar, wenn jemand sagt: »Ich strotze vor Energie« oder »Ich fühle mich stark zum Bäume-Ausreißen« etc. Er benötigt dann für den Alltag nur einen Teil seines Potentials; der Großteil stellt eine Reserve für besondere Anforderungen dar und entspricht seiner Belastbarkeit.

7. Ebene des Energieflusses

Der Mensch wird hier aufgefaßt als Teil im Rahmen des Entsprechungssystems Makrokosmos-Mikrokosmos (»wie oben, so unten«), als Teil des kosmisch-energetischen Gefüges, als Verdichtung von Energie. Diese wiederum konzentriert sich in den von der chinesischen Akupunkturmedizin beschriebenen Meridianen, wo ein ständiger Energiefluß für eine gute Verteilung sorgt.

Hautwiderstands- oder Leitwertmessungen in den Akupunkturpunkten zusammen mit Belastungstests objektivieren diese Sicht und lassen nicht nur erkennen, ob ein Mangel oder ein Überschuß vorliegt, sondern auch, wo Disharmonien in Form von Störungen und Stauungen sich befinden.

Die zugrundeliegende Energie **Qi** ist feinstofflicher Natur, sie wird in Europa Odkraft genannt. Auch die Druiden der Kelten hatten das Wissen darüber. Naturwissenschaftlich läßt sich die Energie abbilden mit Hilfe der digitalisierten Kirlian-Photographie (Korotkov und andere).

Das ideologische Gebäude dieser Heilkunde ist 4 – 5000 Jahre alt und beinhaltet selbstverständlich eine Ganzheitlichkeit. So bestehen neben den organ- bzw. systembezogenen Meridianen mit zugeordneten Symptomen und Therapie-Indikationen psychische Korrelationen, z.B. die sieben negativen Emotionen: Lust, Zorn, Sorge, Grübeln, Trauer, Furcht und Schreck. Als übermäßige innere Bewegungen bewirken diese psychischen Kräfte eine »Schrägläufigkeit« des Energieflusses mit Blockaden des Qi-Flusses in jeweils bestimmten Funktionskreisen.

Die Beziehung zur Somatik und zur Rhythmik wird hergestellt über fünf Wandlungsphasen = Elemente: Holz, Feuer, Erde, Metall und Wasser, über sechs klimatische Exzesse: Wind, Kälte, Feuchtigkeit, Hitze, Trockenheit und Glut, und über acht Leitkriterien: Kälte – Wärme, Oberfläche – Tiefe, Schwäche – Überladung und **Yin – Yang**.

Das Ergebnis ist sehr differenziert und geht über das bei uns übliche Stechen von Punkten mit Nadeln hinaus. Es handelt sich um eine Diagnostik auf feinstofflicher Ebene, die kybernetisch vernetzte Kriterien erfüllt. Damit ist sie der westlichen Medizin vom Prinzip her überlegen, da diese in der Analyse steckenbleibt, den Überblick verliert und die Synthese vernachlässigt. Sie verharrt zudem in Gegensätzen und kennt nicht das Ziel der Harmonie von Körper, Seele und Geist.

Statt dessen strebt die westliche Medizin eine Perfektion an im Kampf gegen vermeintlich negative Reaktionen des Körpers wie z.B. Fieber, Schleimbildung, mikrobielle Besiedlung, Knoten oder Zysten, in denen kein Sinn gesehen wird.

Die konventionelle Medizin versteht die Sprache des Körpers nicht und kann daher auch nicht gemeinsam mit ihm seine Regulationen verbessern. Kurz und knapp gesagt: Die Schulmedizin traut dem Körper nicht, und sie traut ihm nichts zu.

8. Ebene der Psychosomatik

Die medizinische Disziplin der Psychosomatik wird aufgefaßt als Sparte, als Unterabteilung, die wohlwollend toleriert ihr Dasein fristet, sofern und solange sie sich nicht in die Aktivitäten der »großen Fächer« einmischt. Für die psychische Komponente ist nun einmal der Spezialist zuständig oder, falls der nicht vorhanden ist, der Krankenhausseelsorger. Nur an wenigen Orten gilt die Psychosomatik als die Mitte, als Grundlage der Heilkunde.

Bedenken wir aber einmal, daß die Kapazität des Un- und Unterbewußten wesentlich größer ist als die des Bewußten und Oberbewußten, bedenken wir, daß der Mensch nur ein bewußt gesteuertes Nervensystem hat (das Pyramidalsystem für die quergestreiften Muskeln), aber zwei unbewußte Systeme (das Extrapyramidalsystem für die Gamma-Spindeln, die den ununterbrochen notwendigen Muskeltonus regeln, und das vegetative Nervensystem, welches die inneren Organe und die glatte Muskulatur versorgt).

Daraus ergibt sich, daß sowohl unsere Körperhaltung, unsere Gestik, als auch die Funktion der Organe eine Widerspiegelung der Inhalte des Unterbewußtseins sind, welches wir ständig mittels der Verdrängungen von Unangenehmem auffüllen.

Demgemäß muß es eine Sprache der Organe (und der Muskeln = *Kinesiologie*) geben, muß zwischen der jeweiligen Auswirkung und der psychischen Ursache eine psychosomatische Ursache-Wirkung-Beziehung existieren. Es geht darum, diese symbolhaft ablaufende Sprache zu verstehen und zu entschlüsseln.

Grundlage dieser Ganzheitsheilkunde ist die Erkenntnis, daß es in uns allen einen eingeborenen und unabänderlichen Maßstab gibt, der als Kriterium für positiv/negativ, richtig/falsch etc. gilt und an dem wir uns orientieren, wenn es darum geht, zu verdrängen oder nicht.

Man kann dies als Ethik oder Moral bezeichnen. Jedoch gibt es beim Vergleich aller Religionen einen Maßstab, der regelmäßig auftaucht und der exemplarisch ausgedrückt in Form der Goldenen Regel der Bergpredigt lautet:

»Was du nicht willst, das man dir tu', das füg' auch keinem anderen zu« oder, positiv ausgedrückt: »Was du willst, das andere dir tun oder geben, das tue oder gib du ihnen.«

Kurt Martin Magiera formulierte es als Frage: »Wer hindert uns eigentlich daran, das zu tun, was wir von anderen erwarten ?«

Dieses human-soziale Grundprinzip kann man bezeichnen als die Matrix der allgemeingültigen göttlichen Gesetze. Es ist als irdischer Ausdruck des universellen Grundprinzips der Liebe enthalten in der Seele, im Ganzkörper, in den Organen, in den Zellen, in den Molekülen, in den Atomen, den Elektronen und Quanten. Die neuere Atomphysik (Prof. David Bohm u.a.) konnte sogar nachweisen, daß voneinander getrennte Lichtquanten miteinander kommunizieren und Informationen austauschen, im Sinne gegenseitiger Sympathie und Hilfe.

Wenn ein Fühlen, Denken und Handeln entsprechend dieser Matrix vorliegt, besteht kein Grund für eine Verdrängung, so daß die autonom-nervale Versorgung des Körpers optimal ablaufen kann. Bei Störungen, erkennbar anhand von Verkrampfungen, Stauungen, Energiemangel, Funktionsreduktionen etc. ist der Rückschluß auf einen Verstoß gegen die Matrix erlaubt und sinnvoll. Es stellen sich dann die Fragen: Wogegen verstoße ich? Wie verstoße ich? Warum verstoße ich?

Die Antworten finden sich am ehesten in einem Gespräch, bei dem die Partner wie Detektive suchen, welche Abweichung von der Matrix, d.h. welche Fehlhaltung bzw. Fehlverhaltensweise vorgelegen haben dürfte. Daraus resultiert – wenn man die Sprache der Organe kennt – die Identifikation des gestörten Regelkreises und dementsprechend der Verstoß.

Wichtig dabei ist, daß weder eine Beurteilung noch gar eine Verurteilung des Verstoßes erfolgen darf, etwa im Sinne von Schuld oder Sünde. Es wird dagegen alles neutral und wertungsfrei behandelt.

Mit dieser nichtstofflichen Ebene der Diagnostik hat man die notwendige Tiefe erreicht: die psychische Ursache der somatischen Störung oder Erkrankung.

Tabelle 1: Diagnostische Ebenen

	Ebene	**Beispiel**
Materiell	Zahlen, Mengen	Cholesterin
↑ ↓	Immunsystem	Weiße Blutkörperchen
	Regelkreise	L-Thyroxin : TSH
	Zentrale Regulation	TRH – Test
	Vegetativum und ZNS	Serotonin, DHEA
	Energiezustand	Leitfähigkeit der Meridiane
	Energiefluß	Meridianblockaden
	Psychosomatik	Sprache der Organe
Immateriell		

Therapieren: Harte oder weiche Methoden

Nach erfolgter Diagnostik stellt sich die Frage der Therapie. Bei harten Therapiemethoden bleiben Körper und Mensch passiv, es geschieht etwas mit bzw. in ihnen, ohne Beteiligung oder Mitwirkung, auch ohne Erkenntnis oder Folgerung daraus. Wenn der Patient bei der Visite den hohen Rat der Weißkittel befragt, was denn mit ihm los sei, bekommt er ausweichende, beschwichtigende Antworten, z.B.: »Wir werden das schon schaffen.« Fragt er bei seiner Entlassung, wie er sich zu Hause verhalten solle, lautet die Antwort: »Leben Sie wie zuvor.«

Der logische Verstand des Patienten sagt ihm jedoch sicherlich, daß die Situation, in der bzw. durch die er krank geworden ist, nicht diejenige sein kann, die ihn gesund machen oder gesund erhalten wird.

Weiche Therapiemethoden sind nicht nur nebenwirkungsarm oder gar -frei, sondern sie zeichnen sich dadurch aus, daß sie den Körper und Menschen zu nichts zwingen, daß sie nichts verdrängen, sondern ihn aktiv miteinbeziehen. Ohne Mitwirkung des Patienten zumindest im Sinne positiven Denkens ist die Wirkung weicher Mittel und Methoden jedoch unzureichend.

Betrachten wir in diesem Sinne übliche bzw. mögliche Methoden auf den verschiedenen, beim Diagnostizieren erwähnten Ebenen:

1. Ebene der Zahlen und Mengen

Hart:
Wichtig geworden sind bremsende Medikamente, also die Senker, **Blocker**, Hemmer, Statine und Antagonisten. Sie berücksichtigen nie den Grund für die überhöhte und zu beruhigende Körperfunktion, sondern gehen davon aus, daß es sich um eine sinnlose Fehlfunktion des Körpers handelt, die man rigoros zu normalisieren hat.

Antibiotika (anti bios = gegen das Leben) werden nach aller Erkenntnis viel zu häufig und ungezielt eingesetzt, z.B. bei Viruskrankheiten, wo sie nicht wirken können. Auch eine Prüfung, um welche Bakterien es sich handelt und ob diese gegen das Mittel nicht resistent sind, erfolgt viel zu selten. So mutieren die Bakterien und werden zunehmend resistent.

Corticoide wirken im Notfall Wunder, sind aber gewiß nicht bei Allergien oder Ausschlägen angebracht, wenn auch Calcium helfen würde. Die Ursache für die Überaktivität des Immunsystems, die scheinbar zu unterdrücken ist, wird nicht erkannt und nicht behandelt.

Chemotherapeutika, welche zumeist die Zellteilung im ganzen Körper blockieren, sollten nur eingesetzt werden, wenn ein Erfolg wahrscheinlich ist, und nicht »ut aliquid fiat = damit etwas geschieht«, da der Arzt keine Alternative weiß. Zudem sollte ihre Wirkung vor der Anwendung getestet werden, um das bestwirksame Mittel zu eruieren.

Transfusionen könnten in vielen Fällen vermieden werden mittels Plasmaexpandern, der intraoperativen Eigenblutrückgewinnung oder der präoperativen Eigenblutspende. Man sollte doch bedenken, daß das Blut fremder Personen eine Vielzahl von ebenfalls fremden Bestandteilen und Informationen enthält, die den Empfänger belasten und eventuell beeinflussen bis hin zu einer Identitätskrise. Dies geht weit über das System der Blutgruppen und Rhesus-Faktoren hinaus.

Transplantationen sind die aufwendigste und teuerste Form der Therapie. Sie sind zudem nebenwirkungsreich, da postoperativ oft Wesensveränderungen des Empfängers resultieren, was bedeutet, daß seine Seele Eigenschaften des Spenders aufoktroyiert bekommt. Außerdem findet das Spenden nicht selten in einem kriminellen Umfeld statt.

Viele **Operationen** und Narkosen wären vermeidbar, würde man konservativ zunächst alle Möglichkeiten ausschöpfen, echte Vorsorgemedizin betreiben und nicht reflexartig den Operationsplan füllen wollen, ohne daß die Ursache der Organveränderung damit beseitigt wäre. So aber kommt es oft zu Rezidiven. Untersuchungen über die Operationshäufigkeit in verschiedenen Ländern ergaben große Unterschiede, so daß man viele der Indikationen anzweifeln muß, z.B. hinsichtlich der Gebärmutter-Entfernungen. Hier scheint viel Irrationalität vorzuliegen.

Substitutionen von Hormonen sind, falls tatsächlich ein Defizit besteht und richtig dosiert wird, eine relativ sanfte Form der Behandlung. Es sollten jedoch Hormone oder Prohormone angewendet werden, die identisch mit den körpereigenen sind und nicht chemisch veränderte Mittel.

Weich:
Es gibt eine große Zahl organwirksamer **Pflanzenheilmittel**, wie z.B. Solidago (Goldrute) für die Nieren, Silymarin (Mariendistel) oder Picrorhiza (indische Wurzel) für die Leber, Cynara (Artischocke) für Galle und Stoffwechsel, Crataegus (Weißdorn) für das Herz, Spartium (Besenginster) für den Herzrhythmus, Aesculus (Roßkastanie) für die Venen, Rauwolfia (indische Pflanze) gegen erhöhten Blutdruck, Hypericum (Johanniskraut) oder Kava-Kava-Wurzel (Südsee) für die seelische Stabilität, Ginkgo biloba (japanischer Baum) für Durchblutungsverbesserungen. Diese haben sehr selten Nebenwirkungen.

Grundsätzlich sollte parallel eine Entschlackungs- bzw. **Entgiftungstherapie** stattfinden, mit Trinken von mehr als zwei Litern eines guten Wassers. **Herde** (Foci) sollten gesucht und beseitigt werden, wobei vor allem die Zahnwurzeln zu beachten sind. **Schwermetalle** (z.B. Quecksilber oder Palladium in Zahnfüllungen) sollten entfernt, ausgeleitet und durch nichttoxische Stoffe wie Keramik ersetzt werden.

Die **Übersäuerung** vor allem des Bindegewebes ist ein Zustand, den man korrigieren muß, um die Kommunikation und den Stoffaustausch der Zellen wieder zu gewährleisten. Alkalisierende Mittel und das Vermeiden von Süßem und zuviel Eiweiß helfen dabei.

Der **Darm** weist oft Fehlbesiedlungen seines Milieus auf. Dazu kann man Grapefruitkern, Schwarzkümmel, Teebaumoel, Oreganum, Wermut, Gelbwurz und andere Gewürze einsetzen und zusätzlich fehlende Bakterien zuführen in Form einer Symbioselenkung mit **Probiotika**.

Viele Menschen weisen einen Mangel an Vitaminen, Mineralien und/oder Spurenelementen auf. Die **orthomolekulare Medizin** kann diese Stoffe substituieren, jedoch sollte dies nicht ungezielt erfolgen, sondern es sollte die Notwendigkeit zuvor ausgetestet werden.

Mit Hilfe solcher Behandlungsansätze kann das **Milieu** des Körpers so verbessert werden, daß die somatischen Selbstheilungskräfte wieder aktiv werden können. Jedoch ist dies nur sinnvoll, wenn gleichzeitig die wesentlichen Fehler im Lebensstil erkannt und normalisiert werden. Ohne Mitwirkung des Patienten bleiben sanfte Methoden nur Stückwerk.

2. Ebene des Immunsystems

Hart:
Impfungen gelten als eine Methode der Wahl, Zweifel oder Kritik werden brüsk bis aggressiv zurückgewiesen. Wenn eine Epidemie droht, sind sie sicherlich auch angebracht. Vergleicht man jedoch die positive Wirkung überstandener Kinderkrankheiten auf die Entwicklung von Kindern mit den Monaten nach erfolgten Impfungen, in denen sie meist psychisch und physisch stagnieren, so kann man eine natürlich erworbene Immunisierung, die zur rechten, d.h. von der Natur bestimmten Zeit stattfindet, schwerlich einer willkürlich angesetzten künstlichen Immunisierung gleichsetzen. Zudem ist Fremdeiweiß grundsätzlich potentiell belastend.

Bei überhand nehmenden Erregern oder großer Infektionsgefahr sind **Gamma-Globuline** hilfreich. Zu bedenken ist wieder, daß es sich um fremde Eiweiße handelt.

Antivirale Mittel wie Aciclovir oder Zovirax haben ihre Indikation bei viralen Blutvergiftungen. Es ist aber zu fragen, ob sie bei simplen Infekten wie dem Herpes der Lippen zum Standardmittel werden sollten.

Antibiotika haben als Nebenwirkung regelmäßig das Reduzieren der normalen Darmflora. Da wir mehr Darmbakterien als Körperzellen haben, ist dies zu berücksichtigen.

Cortisone unterdrücken das Immunsystem, wodurch mancherlei Parasiten diese Chance nützen und sich auszubreiten versuchen, wie z.B. **Candida-Pilze**.

Weich:
Eine natürliche Therapie strebt bei einer **Überaktivität des Immunsystems** eine Dämpfung und bei einer Schwäche eine Modulation oder Stimulation an. Ohne Erkenntnis und Beseitigung der Ursache (Umweltbelastungen, Herde, Parasiten etc.) bleibt der Erfolg jedoch unzureichend. Bei Erregern kann die elektrische Impuls-Frequenz-Behandlung mit dem Zapper oder auch kolloidales Silber in Erwägung gezogen werden.

Zum Dämpfen von **Allergien** hat sich die Kombination von Calcium und Echinacea (Sonnenhut) bewährt. Eigenblut-Injektionen unterstützen.

Bestehen **Autoaggressionen**, bei denen das Immunsystem körpereigene Strukturen für fremd hält und sie angreift, vor allem im Bereich der Hormondrüsen, so haben sich Weihrauch und Perna (Extrakt aus der neuseeländischen grünlippigen Muschel) bewährt. Sie wirken cortisonähnlich als Interleukin 1-Inhibitoren, ohne die Nebenwirkungen des Cortisons aufzuweisen.

3. Ebene der Regelkreise

Hart:
Bei Mangelzuständen steht hier der Ersatz, die Substitution im Vordergrund. Findet sich ein verstärktes Wachstum oder eine überhöhte Funktion einer Drüse, wird eine **destruierende Behandlung** bevorzugt, wie z.B. die Operation oder die Bestrahlung. Ein erheblicher Teil dieser definitiven Behandlungen ließe sich vermeiden, wenn man zuvor eine subtile Funktionsdiagnostik unter Einbeziehung potentieller Dysfunktionen durchführen würde.

Für eine Regulation gestörter Regelkreise existiert praktisch keine Methode.

Weich:
Zur Anregung geschwächter Hormondrüsen bieten sich Meeresalgen an, die außer Jod noch viele Spurenelemente enthalten, und zwar in ihrem natürlichen Umfeld. Dadurch sind sie organisch gebunden, was ihre Resorption und Assimilation im Körper wesentlich erleichtert. Die Hypophyse reagiert positiv auf **dynamisierte Oligomineralien** wie Zink, Nickel und Cobalt.

Im Bereich der **Sexualhormondrüsen** sind sanfte Anregungen möglich, z.B. mit Löwenzahn (Taraxacum), Brennessel (Urtica), Traubensilberkerze (Cimicifuga); Harmonisierungen z.B. mit Mönchspfeffer (Agnus castus) oder Hopfen (Humulus lupulus).

Auf die Prostata wirkt wachstumshemmend neben den bekannten Kürbiskernen und dem kleinblütigen Weidenröschen vor allem Sabal serrulata (Sägezahnpalme). Anregend wirkt die Rinde des Catuaba-Baums aus dem Amazonasgebiet.

Die Yamswurzel enthält Dioscorea und kann bei beiden Geschlechtern eingesetzt werden.

Immer noch als sanft kann man den Einsatz der Prohormone

DHEA und Pregnenolon bezeichnen, da der Körper hier selbst entscheiden kann, wieviele und welche Hormone er daraus herstellen möchte.

Tendiert die **Schilddrüse** zur Überfunktion, bieten sich Wolfstrapp (Lycopus) und homöopathisch potenziertes Arsenicum album an. Damit wird eine therapeutische Lücke geschlossen, die üblicherweise offen bleibt.

4. Ebene der zentralen Regulation

Hart:
Hier steht wie zuvor der Ersatz von Fehlendem oder eine eingreifende Behandlung im Vordergrund.

Weich:
Zur Anregung der übergeordneten Drüsen kann man neben den erwähnten Oligoelementen eine pulsierende **Magnetfeld-Therapie** einsetzen.

Im Reich der Pflanzen ragen die Gartengewächse Borretsch (Borago) und Beinwell (Symphytum) heraus. Generell sind hier die Pflanzen mit einem Haarflaum auf den Blättern heranzuziehen.

5. Ebene des Vegetativums und des ZNS

Hart:
Psychopharmaka finden eine unwidersprochen breite Anwendung, obwohl es häufig zur Abhängigkeit bis hin zur Sucht kommt. Ältere Patienten vor allem in Altenheimen erhalten sie routinemäßig. Die entstehenden Wesensveränderungen, die oft ein Dahinvegetieren beinhalten, werden als unbedeutsam in Kauf genommen.

Das anstelle von chemischen **Schlafmitteln** anwendbare, sanftere und dennoch gut wirksame Melatonin befindet sich im Zustand der Verbannung, da es als körpereigenes Hormon nicht patentierbar ist und somit keine wesentliche Gewinnspanne für die pharmazeutische Industrie verspricht. Es wird als Begründung für das Verkaufsverbot postuliert, daß es zuwenig wissenschaftlich erforscht sei.

In Wahrheit ist es eines der ältesten Hormone in der Entwicklung von Lebewesen auf der Erde. Es wurde allerdings nicht von Pharmakologen, sondern von Biochemikern untersucht, wobei immerhin mehrere tausend Literaturstellen existieren.

Melatonin wird in unserer vom **Elektromagneto-Smog** (E-Smog) gekennzeichneten Zukunft wichtige Dienste leisten müssen, da bevorzugt die Zirbeldrüse unter diesem Wellenchaos leidet. Man müßte auch nicht ideologisch über seinen Einsatz streiten, wenn man entweder vor der Anwendung seine Konzentration im Blut bestimmen oder aber seine Indikation mittels Befragen des Körpers durch Elektroakupunktur-Diagnostik (Prognos) austesten würde. Es könnte dann auch seine Fähigkeiten als Antioxidans der freien Radikale unter Beweis stellen.

Dennoch wäre es sicher besser, wenn unsere Zirbeldrüsen dieses Hormon auch in Zukunft noch ausschütten würden, trotz unnatürlichem Lebensrhythmus, Überflutung mit Reizen, Licht und E-Smog.

Weich:
Zur Stabilisierung des Vegetativums ist die Kombination von Calcium, Magnesium und Kalium speziell in der Chelat-(= EAP-) Form wirksam. Vor allem das Sonnengeflecht als »Gehirn des Bauchraums« reagiert positiv darauf.

Eine mit zunehmendem Alter und nach längerem Streß eintretende Mangelsituation bezüglich der Hormone des N. sympathikus und N. vagus kann ausgeglichen werden mit der Gabe der Prohormone der Nebennieren: DHEA und Pregnenolon sowie der Aminosäuren L-Tryptophan und Tyrosin.

Ähnlich der Situation beim Melatonin hat diese Möglichkeit zu Einschränkungen geführt. Richtig ist, daß sie nur eingesetzt werden sollten bei nachgewiesenem Mangel entsprechend dem Jod bei der Schilddrüsenschwäche, nicht etwa als Jungbrunnenhormone oder Dauerstimulans bei einer unnatürlichen Lebensweise.

Die Pflanzenwelt bietet eine große Zahl psychisch harmonisierender Mittel an, die nicht abhängig machen: Passionsblume, Baldrian, Melisse, Avena sativa (Hafer) etc.

6. Ebene des Energiezustands

Hart:
Bei Energiearmut und/oder Untergewicht gibt die Schulmedizin gern **Anabolika**, also Eiweiß aufbauende, dem Testosteron bzw. dem Cortisol ähnliche Stoffe. Sie sind in Verruf geraten als Dopingmittel für Sportler, haben jedoch ihren Anwendungsbereich, wenn der Körper sich in einem katabolen (Eiweiß abbauenden) Zustand befindet.

Insoweit ein Energieüberschuß vorhanden ist, verwendet man **Tranquillizer** vom Typ des Valiums oder Betablocker. Nebenwirkungen sind unvermeidlich.

Weich:
Die Naturheilkunde unterscheidet zwischen Energiestau, Energiemangel und -überschuß. Für einen lokalen Stau bietet sich z.B. die uralte Methode des Schröpfens an, oder auch ein Wasserguß nach Kneipp.

Beim Mangel oder Ungleichgewicht ist eine Magnet-Resonanz-Therapie (MRT) gut wirksam, da sie als Informationsbehandlung anregend und ausgleichend wirkt, ohne den Körper zu etwas zu zwingen. Die elektromagnetischen Frequenzen sind naturidentisch, sie bessern die Funktion der Zellmembranen und deren Kanäle in allen ca. 70 Billionen Zellen gleichzeitig, zudem stabilisieren sie die Membranpotentiale. Die Behandlung sollte von der Intensität her allerdings unter der des Erdmagnetfeldes (von 40 mikro-Tesla) liegen. Fehlen körpereigene, lebensnotwendige Frequenzen, kann man sie dem Körper anbieten.

Mauk den Boer stellte fest, daß es eine individuelle körpereigene Hauptfrequenz gibt (ca. zwischen 110 und 180 Hz), welche man bestimmen und mittels Magnetfeldern in Form der **endogenen Frequenztherapie** zuführen kann. Dadurch werden Selbstheilungsvorgänge vor allem im Bereich der kleinen Blutgefäße und Nerven ausgelöst.

Energieüberschüsse können mit Hilfe sedierender **Akupunkturmethoden** vermindert werden. Sofern man nichttraumatisch, also ohne Nadeln arbeiten möchte, bietet sich die Energiemedizin an (siehe dieses Kapitel).

Bei Lymphstauungen, Muskelverkrampfungen, Bindegewebsverhärtungen u.ä. bewirken 3-dimensionale mechanische **Vibrationsmethoden** mit bis 25 Hz (nach Nazarow oder Ruf) eine Lockerung und einen Abfluß. Auf diese Weise wird auch das Bindegewebe in seiner Eigenvibration gestärkt, ebenso die kleinen Blutgefäße.

Da eine Störung des Energiezustands immer eine Stoffwechselstörung nach sich zieht, die zur einer Anhäufung von Endprodukten (sog. Schlacken) führt, ist eine Therapie über die Ernährung mit individueller Zusammenstellung von Obst und Gemüsen ein weiterer Behandlungsansatz.

7. Ebene des Energieflusses

Hart:
Es wird verwundern, daß hier neben chemischen Mitteln die **Hochpotenz-Homöopathie** aufgeführt ist. Dies ist darin begründet, daß es eine sehr stark wirksame nicht-materielle Informa-

tionstherapie ist. Ein klassischer Homöopath ist stolz darauf, daß es nach einem Globuli zu einer Sekundenheilung kommen kann, sofern das Arzneimittelbild exakt getroffen wurde. Dies aber bedeutet, daß die Selbstheilungskräfte nicht einbezogen werden müssen, sondern es unter Umständen zu einer Verdrängung der Ursache kommen kann.

Bei einer »optimal« eingesetzten Hochpotenz kann eine stärkere Wirkung als bei chemischen Mitteln stattfinden. Zudem sind erhebliche Nebenwirkungen möglich, zumeist, wenn man leicht neben das Ziel getroffen hat.

Es wäre zu diskutieren, ob eine Manipulation des Körpers wie durch harte Schulmedizin oder eine solche der Seele wie durch Höchstpotenzen gravierender in der Auswirkung ist. Bis zur Potenz von D 24 (Loschmidt'sche oder Avogadro-Zahl) tritt dieses Problem nicht auf.

Weich:
Akupunktur, **Energiepunktur** und Akupressur sind in der Lage, für eine Normalisierung des Energieflusses in den Meridianen zu sorgen. Zu beachten ist hierbei, daß keine schematische Kochrezept-Akupunktur erfolgen sollte, sondern die zu behandelnden Punkte zuerst anhand von Messungen des Energiezustands der Meridiane zu diagnostizieren sind.

Es ist nach Meridianmessungen nicht notwendig, mehr als fünf Punkte mit Nadeln zu stechen bzw. mit Licht, Laser oder einer anderen sanften Energieform zu behandeln. Eine oberflächliche Symptombehandlung kann so vermieden werden.

Ebenso entspricht es dem Stand der Kunst, nach erfolgter Punktur die Wirkungen über Meridianmessungen zu kontrollieren.

Die **Bioresonanztherapie** hat unterschiedliche Erfolge, manchmal frappierend, manchmal negativ, je nach Reaktionslage des Menschen. Es werden dabei körpereigene pathogene Schwingungen invertiert, also umgekehrt zurückgeführt mit dem Ziel ihres Löschens. Häufig fehlt leider die Beseitigung der Ursache.

8. Ebene der Psychosomatik

Hart:
Die Schulmedizin akzeptiert eine Reihe von Krankheiten als psychosomatisch bedingt. Insoweit keine Psychopharmaka gegeben werden, erfolgt dann – sofern die Neurose sich noch nicht somatisiert hat – eine Psychotherapie. Sicherlich ist das Aufarbeiten von **Traumata** speziell aus der Kindheit sinnvoll, jedoch fehlt üblicherweise eine Methode zur Auflösung der gehobenen Verdrängungen bzw. bewußt gemachten Negativenergien. Es wird bereits als positiv aufgefaßt, wenn der Patient in die Lage versetzt wird, die Inhalte auszudrücken.

Die Ich-Findung und -Stärkung stehen im Vordergrund, oft ins andere Extrem einer Egozentrik und Erzwingung der früher nicht gestillten Bedürfnisse übergehend. Meist wird eine **Schuldverschiebung** auf die Eltern vorgenommen, ohne daß deren Auflösung in eine Harmonie stattfinden würde.

Als erster Schritt (obwohl eine Psychotherapie 1-2 Jahre dauert) ist dies nützlich. Gemessen am Ziel der persönlichen Autonomie mit der Auflösung der Schuldproblematik und einer »Sozialisierung« im Sinne der Bergpredigt reichen die Erfolge nicht aus. Dementsprechend hoch sind die Rückfallquoten. Als Folge haben sich viele verhaltenstherapeutische und alternative Therapiemethoden etabliert, die überwiegend bessere Ergebnisse aufweisen.

Der Psychotherapie fehlt der spirituelle Ansatz, die Einbeziehung der **Sinnebene der Seele**. Es genügt nicht, das Unterbewußtsein für die Seele zu halten, denn sie beinhaltet nun einmal auch die Informationen der Vor-Inkarnationen und das kollektive Unbewußte.

Der Geist als individuelle *religio* = Rückbindung an Gott bleibt zumeist außer Betracht, obwohl nur darüber die Sinnfrage zu beantworten ist.

Weich:
Jede Form der **Harmonisierung** ist von Vorteil. Sofern diese nicht in die Tiefe geht, kann naturgemäß eine Pseudo-Harmonie resultieren, die nicht anhält und ständiger Erneuerung bedarf. So kann z.B. ein enger Kontakt mit der Natur, mit ihrer Stille und ihrem Frieden sehr positiv wirken, wird aber die Probleme nicht lösen.

Eine **Meditation** erreicht tiefere Schichten des Bewußtseins. Sofern dabei eine innere Stille, eine Leere erreicht wird, eventuell einhergehend mit einem Glücksgefühl, kann sich auch eine tiefergehende Harmonie ergeben. Jedoch gilt ebenfalls, daß so keine Aufarbeitung von Störimpulsen und ungelösten Konflikten stattfindet, es wird nur die psychische Kompensationsfähigkeit erhöht. Als Basismethode ist eine Meditation jedoch sehr gut, ja geradezu notwendig.

Eine wirkliche Auflösung dessen, was uns an einem positiven Denken, Fühlen und damit Leben behindert, kann mit Hilfe der Bergpredigt erfolgen, wie wir nachfolgend sehen werden.

Tabelle 2: Therapeutische Möglichkeiten

Masse/ Dosis	Materie/ von Materie	Wellen/Strahlen/ Felder/Quanten	Wirkung
	Genmanipulation Organtransplan- tation Chemotherapie	Bestrahlungen: Nukleartei lchen, Radioaktivität, Röntgen	Manipulation des Körpers
	Impfungen Antibiotika Cortison Blocker Inhibitoren Antagonisten	Magnetfelder, hochdosiert Stabmagnete Elektrotherapie Hitzetherapie Laser (stark)	Erzwingen der Wirkung, Unterdrücken »gegen«, ohne Selbst- heilungskräfte
	Hormone, Enzyme Vitamine, Mineralien Spurenelemente Sauerstoff	Vibration Ultraschall (stark)	Substitution (Ersatz von Fehlendem)
	Pflanzenheilmittel Tinkturen, Essenzen Homöopathie (bis Potenz D24) Spagyrik	Magnetresonanz Soft Laser Licht Akupunktur Bioresonanz	Resonanz mit Körper und Seele
	Aroma, Düfte Edelsteine Bachblüten	Farben Symbole Spektren	Information für Körper und Seele
	Homöopathie (Hochpotenzen) Meditation, Geist- heilung, Gebet	Affirmationen Visualisierungen	Information und Energie für die Seele
	Homöopathie (Extrempotenzen)	Suggestion, Magie Hypnose, ELF	Manipulation der Seele

Frequenz

Die Bergpredigt: Bereinigung und Harmonie

In Magazin Focus (Heft 14/1999) wird eine Befragung der Bevölkerung (1044 Personen) hinsichtlich ihrer religiösen Einstellungen referiert. 42 % der Befragten kannten die Zehn Gebote gut oder sehr gut, 23 % schlecht. Jedoch antworteten nur 17 %, die Bergpredigt gut/sehr gut zu kennen, 41 % hingegen schlecht. Es stellt sich die Frage, was die Bergpredigt so unzugänglich macht, obwohl sie doch für unsere Zeit gedacht war, da sie das Volk Israel des Altertums sicherlich überforderte, denn die Zeit war seinerzeit und dort noch nicht reif.

Die Bergpredigt ist die Essenz des Neuen Testaments, der zentrale Punkt der Lehre Jesu. Sie geht über die Gebote des Alten Testaments weit hinaus, da sie keine Gesetzesfrömmigkeit und kein **Pharisäertum** erlaubt, sondern jeden Menschen auf sich selbst projiziert und es ihm ermöglicht, sich und sein Verhalten individuell und selbständig anhand der göttlichen Gesetze zu erkennen. Die Bergpredigt kennt kein »du sollst«, das den Menschen zum Ausführenden von Befehlen macht, sondern stellt ihn in seine wahre Autonomie hinein.

So werden die in der Welt üblichen **Wertmaßstäbe** überwiegend umgedreht: Was und wer in dieser Welt viel gilt, steht vor der Bergpredigt aufgedeckt, nackt da, wie es in dem Märchen »Des Kaisers neue Kleider« schön dargestellt wird. Vor unserer Seele und nach diesem Leben haben wir keine Fassade, keine Maske mehr. Wir selbst und jeder andere auch können unser Inneres nackt sehen. Peinlich? Rechtzeitiges »Tat twam asi = erkenne dich selbst« kann es verhindern.

Irdisch Hohes und Anstrebenswertes gilt vor Gott wenig, wie Erfolg, Ansehen, Image, Einfluß, Macht, Reichtum und Besitz. Die Taten und Worte werden grundsätzlich daraufhin hinterfragt, welches **Motiv** zugrunde lag.

Jedes eigennützige Motiv im Reich der Gedanken und Gefühle

(auch der verdrängten und nicht eingestandenen Gefühle) verkehrt den Wert sogenannter guter Taten und Worte ins Gegenteil. Es gilt wie im Umweltschutz das **Verursacherprinzip**: Für alles, was ich produziert habe, bin ausschließlich ich zuständig und verantwortlich, und ich muß meinen Müll selbst entsorgen.

So kann sich niemand die Leiter zur Erlösung erwerben oder gar erkaufen, denn je mehr ich will, um so weniger bekomme ich. Will ich nichts aus meinem Eigenwillen heraus, kann ich es geschenkt bekommen, und – wenn es mit dem göttlichen Gesetz übereinstimmt – werde ich es geschenkt bekommen.

Das Ziel ist die **Selbstlosigkeit**, was nicht bedeutet, mich = mein Selbst abzulehnen oder zu verlieren, im Gegenteil: Liebe deinen Nächsten genauso wie dich selbst. Als negativen Vergleichsmaßstab bietet Jesus das Leben der Pharisäer an, die schizoid lebten, also pseudo-selbstlos, vor allem für ihr Image. Das Ego ist darüber erfreut, die Seele jedoch leidet, und in der Folge wird man hart und härter.

Niemand hat das Recht, sich über den anderen zu stellen, denn unser Wert wird gleichermaßen dadurch bestimmt, daß Gott uns alle als Seine Kinder gleich liebt. Sollte jemand als Folge seiner seelischen **Evolution** »einen Schritt weiter« sein, so folgt daraus quasi automatisch eine Zunahme der Bescheidenheit, wodurch er sich nicht besser fühlt, sondern eher als Diener der Nächsten. Das Dienen aber ist nicht einem Dienern oder gar einem Duckmäusertum gleichzusetzen, sondern meint, dem Nächsten das zu geben, was er gerade braucht, und sei es auch einen Nasenstüber.

Damit bietet die Bergpredigt als **Lebensentwurf** die Chance, daß ein Sozialsystem der Menschheit entstehen könnte, das ohne größere Konflikte und Kriege auskäme und daher dem 21. Jahrhundert angemessen wäre, denn jetzt – nach all' den leidvollen Lehrerfahrungen des 20. Jahrhunderts – ist die Zeit reif.

Die Bergpredigt wird von Jesus als das »**höhere Gesetz**«, sogar als das »vollkommene Gesetz« bezeichnet, das also über den Zehn Geboten steht. Es wurde von Jesus, dem Christus der irdischen Menschheit, bei Seinem »Es ist vollbracht« in alle Menschen und Seelen als Magnet, als Unterstützungs- und Rückführungsenergie eingepflanzt. An diesem Anteil göttlicher Energie können sich die Seelen und Menschen nicht nur kognitiv orientieren, sondern verfügen über einen inhärenten und aufmerksamen Wegweiser, der sich über das Gewissen und die innere Stimme nicht nur öfters meldet, sondern gleichzeitig ununterbrochen als Zugpferd tätig ist.

Da die Seele den ganzen Körper durchdringt und jedes Teilchen bis hinunter zu den Neutrinos ein **Bewußtsein** besitzt, ist die Bergpredigt im ganzen Körper und in seinem Energiefeld »präsent«. Dies bedeutet, daß eine gute und gesunde Funktion aller Körperbestandteile gekoppelt ist an ein Leben nach der Bergpredigt. Da jedoch nicht ein Atom oder eine Zelle, sondern der Mensch als Ganzheit den freien Willen hat, diesem göttlichen Gesetz zu folgen oder nicht, entscheidet damit jeder ständig selbst über die Gesundheit seines Körpers und seiner Organe.

Daraus folgt: Ich kann meinen **Körper** anhand seiner Symptome **als Detektor** für meine Verstöße gegen die göttlichen Gesetze betrachten und verwenden. Die Organe sprechen. Bin ich bereit zu hören, kann ich darüber zur Selbsterkenntnis kommen, lernen und die angesprochene Veränderung in meinem Leben vornehmen. Häufig wird damit ein Vergeben und Um-Vergebung-Bitten verbunden sein, entweder im direkten Kontakt mit dem Nächsten oder über Gedanken und Gefühle, über das Gebet. Damit löse ich die gesetzte Ursache auf, eine Wirkung z.B. in Form einer Krankheit muß nicht mehr eintreten.

Bezüglich der **Bereinigung** einer gesetzten Ursache, also eines Verstoßes gegen die Matrix der göttlichen Gesetze, gibt die Bergpredigt ebenfalls Auskunft: »Versöhne dich mit deinem Bruder«, »Werde einig mit deinem Widersacher« und als Gipfel: »Liebe deine Feinde!« In der Rückschau auf ihr Leben haben schon viele ältere Menschen festgestellt, daß für ihren **Reifeprozeß** nicht die Ja-Sager im Umfeld der Freunde, sondern die Kritiker und Opponenten von entscheidender Bedeutung waren. Dies sollte man möglichst nicht im Nachhinein feststellen, sondern in der Auseinandersetzung sich vergegenwärtigen.

Der Weg zur Erlösung, zum Heil der Seele, ist somit weitgehend identisch mit dem Weg zur Heilung, zum **Heil-Werden**, und er ist repräsentiert in unseren Organen.

Die Sprache der Organe: Übersicht

Psychosomatische Zusammenhänge

(sie beinhalten bevorzugt die *unbewußte* Motivation)

1. EBENE DER STABILITÄT UND MOBILITÄT

   1.1. Anatomie: Beine

   1.2. Psychische Ursachen
      - 1.2.1. Diskrepanz zwischen Gedanken und Worten (Fußdurchblutung)
      - 1.2.2. Realitätskontakt zu gering, Abgehoben-Sein (Füße)
      - 1.2.3. Feigheit, nicht zu sich stehen, den Tag nicht nützen (Füße)
      - 1.2.4. Große Sprünge machen, Fassade, Image-Denken (Sprunggelenke)
      - 1.2.5. Unterdrückung von Gefühlen (Krampfadern)
      - 1.2.6. In die Knie gehen bzw. zwingen (Knie)
      - 1.2.7. Leben als Last und Mühe (Hüftgelenke)

   1.3. Folgen: Symptome bzw. Erkrankungen im Bereich der Beine

2. EBENE DER REPRODUKTION

   2.1. Anatomie: Organe des kleinen Beckens

   2.2. Psychische Ursachen
      - 2.2.1. Binden, nicht loslassen können (Harnblase)
      - 2.2.2. Fixiert sein, Starre (Enddarm)
      - 2.2.3. Nicht annehmen wollen (Kreuzbein)
      - 2.2.4. Verdrängen bzw. Ausleben der Sexualität (Ovarien, Hoden)
      - 2.2.5. Unordnung in Partnerschaftsbeziehungen (Vagina, Penis)
      - 2.2.6. Versagensgefühle und -ängste als Mann/Frau (Prostata, Uterus)

   2.3. Folgen: Reizblase, Verstopfung, Prostatitis, Adnexitis, Myom etc.

3. EBENE DER AUSSCHEIDUNG UND ENTGIFTUNG

3.1. Anatomie: Mittelbauch und Rücken

3.2. Psychische Ursachen
3.2.1. Zu starker Eigenwille (Nieren)
3.2.2. Sein wollen, Status, Verlustangst (rechte Niere)
3.2.3. Haben wollen, *overprotection*, Verlustangst (linke Niere)
3.2.4. Halten wollen: Menschen, Vorstellungen (Dickdarm)
3.2.5. Ändern wollen von Menschen (Nebennieren)
3.2.6. Durchsetzen wollen (Lendenwirbelsäule)
3.2.7. Frustrane Auflehnung, steckenbleibende Revolte (Ischias)

3.3. Folgen: Nierensteine, Divertikel, Kreuzweh, Ischialgie etc.

4. EBENE VON VERDAUUNG UND STOFFWECHSEL

4.1. Anatomie: Oberbauch, vom Sonnengeflecht aus gesteuerte Organe

4.2. Psychische Ursachen
4.2.1. Intellektuelles Denken im Dienst des Ego, sauer sein (Magen)
4.2.2. Analytisches Zerlegen, Betonen des Negativen (Dünndarm)
4.2.3. Werten, Abwerten, Urteilen, Verurteilen (Leber)
4.2.4. Frustration, Aggression, verdrängte Wut (Galle)
4.2.5. Mimosenhaftigkeit, gekränkt sein, Verbitterung (Leber/Galle)
4.2.6. Perfektionsdrang, Fixierung auf Recht/Gerechtigkeit (Pankreas)
4.2.7. Sehnsucht nach bzw. Erwartung von Zuwendung (Inselzellen)
4.2.8. Pseudo-Selbstlosigkeit, »Helfersyndrom« (Milz)

4.3. Folgen: Verdauungsstörungen, Verschlackung, Gewichtszunahme

5. EBENE DER ATMUNG

5.1. Anatomie: Lungen, Brustkorb mit Anhang, Haut

5.2. Psychische Ursachen
   5.2.1. Mangelnde/fehlende Offenheit und Kommunikation (Lungen)
   5.2.2. Mißtrauen, negative Erwartungshaltung (Bronchien)
   5.2.3. Nicht geben, sich nicht hingeben wollen (Atemwege)
   5.2.4. Machtanspruch und Herrschen-Wollen, Geiz (BWS, Arme)
   5.2.5. Machtanspruch und Herrschen-Wollen: versteckt (Brüste, Rückenmark)
   5.2.6. Angst vor Kontakt, Ausschlagen-Wollen (Haut)

5.3. Folgen: Bronchitis, Lungenentzündung, Brustknoten, Ekzeme etc.

6. EBENE VON HERZ UND KREISLAUF

6.1. Anatomie: Herz und Blutgefäße

6.2. Psychische Ursachen
   6.2.1. Ichverwirklichung statt Selbstverwirklichung (Herz)
   6.2.2. Nichtbeachtung der seelischen Bedürfnisse (Herz)
   6.2.3. Egozentrik (Herzkranzgefäße)
   6.2.4. Lauheit, Bequemlichkeit, Inkonsequenz (Gefäße)
   6.2.5. Zugedeckte Verweigerung mit Anpassung, Druck (Hochdruck)
   6.2.6. Verweigerung des Lebens, Fluchtgedanken (Niederdruck)
   6.2.7. Keine Schwäche zeigen, keine Fehler zugeben (Arterien)
   6.2.8. Daueranspannung, starr sein (Gefäßsklerose)

6.3. Folgen: Durchblutungsstörungen, Blutdruckveränderungen etc.

7. EBENE DES IMMUNSYSTEMS

7.1. Anatomie: Thymus und lymphatische Gewebe

7.2. Psychische Ursachen
   7.2.1. Hochmut und/oder Minderwertigkeitskomplex (Thymus)
   7.2.2. Nicht-nein-sagen-Können/Wollen (Thymus)
   7.2.3. Innerliches Sich-Wehren (Immunsystem)

7.2.4. Aggressivität und/oder Konfliktscheu (Mandeln)
7.2.5. Zu starker Individualismus (Lymphfluß)
7.2.6. Recht des Stärkeren, Flucht des Schwächeren (Lymphknoten)

7.3. Folgen: Infekte, Allergien, Lymphschwellungen etc.

8. EBENE DER STEUERUNG DES STOFFWECHSELS

8.1. Anatomie: Organe/Strukturen des Halses

8.2. Psychische Ursachen
8.2.1. Ungeduld, Hektik und Ehrgeiz (Schilddrüse)
8.2.2. Konkurrenzdenken, Rivalität, »Nr. 1« (Schilddrüse)
8.2.3. Stolz, Kompromißlosigkeit (Schilddrüse, Nebenschilddrüsen)
8.2.4. Verdrängte Ungeduld, Gleichgültigkeit (Unterfunktion)
8.2.5. Sturheit, Halsstarrigkeit, Hartnäckigkeit (Halswirbelsäule)

8.3. Folgen: Hyper- bzw. Adynamie, Stoffwechselveränderungen etc.

9. EBENE DER SINNE

9.1. Anatomie: Gesichtsschädel mit Sinnesorganen

9.2. Psychische Ursachen
9.2.1. Ausrichtung auf die Fassade statt auf das Innere (Gesicht)
9.2.2. Nicht-Annehmen des eigenen Charakters (Nasennebenhöhlen)
9.2.3. Nicht-sehen-Können/Wollen, Übersehen, Herabblicken (Augen)
9.2.4. Nicht-hören-Können/Wollen, Überhören (Ohren)
9.2.5. Nicht-riechen-Können/Wollen, Nase voll haben (Nase)
9.2.6. Ausrichtungsprobleme, Blatt im Wind (Innenohren)

9.3. Folgen: Akne, Gesichtsekzeme, Sinnesorganschwächen etc.

10. EBENE DES VEGETATIVEN NERVENSYSTEMS

10.1. Anatomie: Zentren von Nervus sympathicus und Nervus vagus

10.2. Psychische Ursachen
- 10.2.1. Nicht-Annehmen des Ist-Zustands
- 10.2.2. Nicht-bejahen-Können der Lebenssituation
- 10.2.3. Überbelastung ohne Stille/Verinnerlichung
- 10.2.4. Angst vor der eigenen Tiefe
- 10.2.5. Bindung an Streß und Disharmonie
- 10.2.6. Sucht

10.3. Folgen: Labilität, Dystonie, Regulations- und Energiemangel etc.

11. EBENE DES ZENTRALEN HORMONSYSTEMS

11.1. Anatomie: Thalamus, Hypothalamus, Epiphyse, Hypophyse

11.2. Psychische Ursachen
- 11.2.1. Mangelnde Beziehung zur Natur und zum Kosmos
- 11.2.2. Polaritätsprobleme männlich – weiblich
- 11.2.3. Falscher Lebens- und Körperrhythmus
- 11.2.4. Mangelnde Selbstannahme

11.3. Folgen: Hormonregulationsstörungen

12. EBENE DER GEDANKEN, DES INTELLEKTS

12.1. Anatomie: Großhirnrinde

12.2. Psychische Ursachen
- 12.2.1. Eigene Aufwertung, Abwertung anderer
- 12.2.2. Aversion gegen andere und/oder sich selbst
- 12.2.3. Intellektueller Hochmut
- 12.2.4. Weitergabe von Wissen ohne eigene Umsetzung
- 12.2.5. Missionarischer Eifer

12.3. Folgen: Hirnrindenerkrankungen, z.B. Zerebralsklerose

13. EBENE DER GEFÜHLE, EMPFINDUNGEN UND AFFEKTE

13.1. Anatomie: limbisches System, subcortikales Hirn, Stamm

13.2. Psychische Ursachen
- 13.2.1. Verdrängung bzw. Unterdrückung von Gefühlen und Konflikten
- 13.2.2. Fassaden-Gefühle: Pseudo-Harmonie, in Watte packen etc.
- 13.2.3. Fanatismus bzw. Kasteiung
- 13.2.4. Ausleben von negativen Gefühlen und Affekten
- 13.2.5. Einengung des freien Willens (aktiv oder passiv)
- 13.2.6. Suchtartige Bindungen

13.3. Folgen: Hirnerkrankungen (Parkinson, Alzheimer, MS etc.)

14. EBENE DER SEELE

14.1. Anatomie: Zentrales Gehirn

14.2. Psychische Ursachen
- 14.2.1. Egozentrik mit Isolation
- 14.2.2. Enttäuschung, Verbitterung, Menschenfeindlichkeit
- 14.2.3. Selbstmitleid, unbewältigter Verlust, tiefer Pessimismus
- 14.2.4. Tiefe Angst

14.2. Folgen: System- und Ganzkörperkrankeiten (z.B. Blutzellen)

15. EBENE DES GEISTES

15.1. Anatomie: Zentrales Gehirn

15.2. Psychische Ursachen
- 15.2.1. Defizite von Glaube, Liebe, Hoffnung, Vertrauen
- 15.2.2. Bewußtsein der Sinnlosigkeit
- 15.2.3. Auflehnung gegen das Leben bzw. Gott
- 15.2.4. Ausrichtung auf astrale Kräfte

15.3. Folgen: psychische Erkrankungen (bis zu Psychosen)

Ein Besuch der Ganzheit des Körpers

Alpha (A) und Omega (O) waren fest entschlossen, sich auf den Weg zu machen, obwohl er nicht einfach sein würde. Sie wollten alle Organe des Körpers besuchen, mit ihnen sprechen und erfahren, ob und wie sie unter den Fehlhaltungen und **negativen Programmen** des Menschen leiden. Die sonst nur verschlüsselt über Symptome und Krankheiten sich äußernden Organe sollten einmal frei ihre Auffassung sagen und ihre Sprache darlegen können.

Hilfreich dabei war es, wie A und O wußten, daß die normale Organfunktion symbolhaft eine den göttlichen Gesetzen entsprechende Haltung des Menschen widerspiegelt, während eine Fehlfunktion ebenso daraus ablesbar einer Fehlhaltung entspricht. Symptome sind dabei zunächst Hinweise, später Warnungen, und nur bei Nichtbeachtung benötigt der Körper eine Krankheit. Demnach liefe die eigentliche **Erkrankung** vor dem Ausbruch der Krankheit ab, und diese wäre von daher ein **Selbstheilungsversuch**, mit dann negativem Ausgang, wenn der Mensch die Botschaft nicht verstehen will.

Wie A und O bereits wußten, war die oft auftauchende Frage nach der Ursache von angeborenen oder Kinderkrankheiten zu beantworten über Verstöße gegen das göttliche Gesetz in einem vorangegangenen Leben.

EBENE DER STABILITÄT UND MOBILITÄT

A: Beginnen wir an der Basis und arbeiten uns hoch.

O: Gut, untersuchen wir die Erdung unseres Menschen, seine Beziehung zur Realität.

A: Hallo, Fuß, wie geht es dir?

Fuß: Mein Mensch macht mir die Arbeit schwer, so oft erzeugt er eine schlechte Durchblutung.

O: Wie macht er das?

Fuß: Er verkrampft die kleinen Arterien, immer, wenn er *kalte Füße hat*, also *Angst vor der eigenen Courage*.

A: Heißt das, er steht nicht zu sich?

Fuß: Genau das, er denkt negativ und spricht positiv, um nicht anzuecken oder um gut dazustehen.

O: Feigheit und Angst, üble Berater. Brrr. Was sagen wir dem Menschen?

A: Wenn du anders sprichst als du denkst, wirst du dich verlieren, irgendwann nicht mehr du selbst sein und natürlich krank werden.

Fuß: Stimmt, schon einige Male hatte er eine Entzündung der Harnblase oder der Prostata, durch meine Kälte.

O: Was gibt es noch an Beschwerden?

Fuß: Zum Beispiel hätte er am liebsten einem Kollegen *in den Hintern getreten*, tat es aber nicht, stattdessen bekam ich einen Pilzbefall meiner Zehen. Gerne ist er ungeduldig mit seiner Frau und will ihr quasi *die Sporen geben*, wodurch ich unter einem Fersensporn zu leiden habe.

A: Wir sollten diesem Menschen einmal sagen, daß Gedanken ähnlich wirksam sind wie Worte und Taten. Wahrscheinlich ist ihm nicht bewußt, was Jesus Christus z.B. über die Wirkung der Gedanken und Gefühle gesagt hat.

Fuß: Dafür wäre ich euch dankbar, denn auf mich hört er nicht. Lieber denkt er an seine Fassade, ans Image.

O: Wie sieht es mit den Gelenken aus?

Fuß: Die Sprunggelenke sind in Ordnung, denn wenigstens will er *keine großen Sprünge machen*, sondern geht seinen Weg Schritt für Schritt, Tag für Tag. Er hebt auch nicht ab, *lebt nicht im siebten Himmel*, sondern *steht mit beiden Beinen auf der Erde*.

O: Gut. Apropos, besuchen wir dein Bein.

A: Grüß' dich, Bein, lange nicht gesehen.

Bein: Kein Wunder, ich hab' genug mit mir zu tun. Jeden Morgen muß ich die Muskelkrämpfe lösen, die er sich über Nacht angeeignet hat, vor allem in meinen Waden.

O: Heißt das, dein Mensch ist so verkrampft?

Bein: Leider. Er will sich die Gefühle, die er im Traum zulassen mußte, nicht eingestehen.

A: Hat er deswegen vielleicht auch Krampfadern?

Bein: Ja. Er verdrängt seine Gefühle, so daß das Blut nicht bis zum Herzen fließen möchte. Es versackt statt dessen in mir.

O: Traurig. Offenbar hat er eine Mauer um sein Herz errichtet und hat Angst vor den Gefühlen, da er sie mit dem Verstand nicht kontrollieren kann.

Bein: Lieber akzeptiert er die Anweisung, Stützstrümpfe zu tragen.

A: Und was macht dein Knie?

Bein: Beim Bergabgehen zwickt es, im übrigen kein Problem. Wenigstens *geht er vor keinem Menschen in die Knie* und *zwingt niemanden, vor ihm in die Knie zu gehen*. Er sagt manchmal: Zwar respektiere ich Menschen, Ehrfurcht aber habe ich nur vor Gott, weder vor Geld noch vor Macht.

O: Hervorragend. Wie ist sein Gang?

Bein: Meist geht er locker und leicht, so daß die Hüftgelenke nicht belastet werden. Aber manchmal betrachtet er das Leben als Last, und das ganze Ge-

	wicht geht auf die Hüften. Dann steckt oft dahinter, daß er sich Sorgen um seine Familie macht. Deshalb tut es auch links mehr weh.
A:	Vielleicht braucht er die Information, daß Sorgen niemandem nützen und ihm selbst schaden. Wie bei der Angst zieht er damit nur an, was er vermeiden möchte.
Bein:	Mach ihm das mal klar. Schließlich gilt das Sich-Sorgen-Machen als verantwortungsvolle Haltung, geradezu als Notwendigkeit.
O:	So ein Unsinn. Sorgen sind eine sich selbst erfüllende Prophezeiung und beweisen überhaupt nicht, daß jemand kein Luftikus ist. Im Gegenteil zeigen sie, daß derjenige Gott nicht vertraut. Unser Mensch hat das doch nicht nötig.
A:	Also, Bein, hoffen wir das Beste für dich.
O:	Nein, nein, im Hoffen steckt schon Zweifel. Wir aber wissen, daß es aufwärts geht, ohne Zweifel.

EBENE DER REPRODUKTION

A:	Guten Tag, Harnblase, was kannst du uns erzählen?
Blase:	Ihr wißt, was meine Aufgabe ist: An- und Aufnehmen des Urins, ihn für kurze Zeit bewahren und ihn dann loslassen. Insofern bin ich Vorbild für meinen Menschen. Leider hält er sich nicht daran. Er klebt an seiner Vorstellung, wie die Kinder sich verhalten sollten. Dies ist wie eine fixe Idee: Er kann die Kinder nicht annehmen, wie sie sind, und seine Vorstellungen nicht loslassen.
O:	Dann leidest du darunter?
Blase:	Natürlich! Meine Schleimhaut ist dauernd gereizt, nur mit Mühe kann ich eine Entzündung vermeiden.
A:	Und was sagt dein Freund, der Enddarm, dazu?
Blase:	Fragt ihn lieber nicht! Er ist sauer, wenn er unter

Fixierungen und Starrheiten leiden muß, so daß Verstopfung und Hämorrhoiden unvermeidlich sind.

O: Wir sollten mit dem Menschen ein klares Wort reden, daß er den freien Willen auch der Kinder beachten muß, schließlich ist dies eines der höchsten göttlichen Gesetze.

Blase: Ich danke euch im voraus dafür.

A: Schauen wir bei den anderen Nachbarn vorbei, den Sexualorganen.

O: Grüß' dich, Prostata. Wie geht es dir?

Pro.: Ein unregelmäßiger Lebenswandel stört mich. Ihr möchtet doch auch nicht zu beliebigen Zeiten unvorhersehbar gestreßt werden, oder? Mal erregt mein Mensch mich mit Bildern und Phantasien ohne anschließende Lösung, dann wieder verlangt er akut Höchstleistungen.

A: Und was ist die stärkste Belastung?

Pro.: Wenn er Versagensängste hat und mich gleichzeitig unter Druck setzt. Er sollte locker sein und mich selbständig arbeiten lassen, dann leiste ich alles, was nötig ist. Diesbezüglich stimmen übrigens die Samenbläschen und die Nebenhoden mit mir überein.

O: Man könnte meinen, unserem Menschen mangelt es an Selbstbewußtsein. Wir werden ihm sagen, daß er sich annehmen sollte, wie er ist, trotz des Negativen, und das Positive in den Vordergrund stellen. Am besten schreibt er eine Liste seiner guten Eigenschaften auf.

Pro.: Das wäre ein Fortschritt, denn dann wäre ich entspannt und bräuchte mich nicht zu vergrößern. Meine Halbschwester, die Gebärmutter, hat mir aufgetragen zu sagen, daß sie sich mir vollinhaltlich anschließt. Auch sie hätte gern ein rhythmisches Leben, ohne Ängste, Streß und Frust.

A: Gut. Schauen wir beim Penis und den Hoden vorbei?

O: Hallo, Penis, hast du Sorgen?

Penis: Für mich gilt der Satz Jesu, daß das begehrliche Anschauen vieler Frauen nicht in Ordnung ist, ganz besonders. Unser Mensch liebt das andere Geschlecht, und nicht nur platonisch, wie ihr wißt. So gerne hätte ich es, wenn er mit seiner partnerschaftlichen Situation einmal voll einverstanden wäre und nicht Abwechslung oder scheinbar Besseres suchte. Jede unerfüllte Sehnsucht macht mir zu schaffen.

A: Er weiß wahrscheinlich nicht, daß er immer das anzieht, was ihm entspricht und was er benötigt, so daß er bei einer Veränderung nur vom Regen in die Traufe käme. Es gilt doch: »Was du tust, das tue ganz« und »Gleiches zieht Gleiches an.«

Penis: Zu seiner Ehrenrettung muß ich sagen, daß Männer zwar im Äußeren häufiger untreu sind als Frauen, im Inneren, von den Wünschen her aber kein Unterschied besteht. Dies hat mir auch die Vagina bestätigt. Und wir wissen ja, Promiskuität geschieht nach Jesus Christus vor allem in den Vorstellungen und Gedanken, die Tat ist nur die Folge.

O: Interessant. Befragen wir, um komplett zu sein, noch die Hoden.

Hoden: Unser Plädoyer gilt dem Mittelweg und wendet sich gegen alle Extreme, was heißt: gegen das Verdrängen genauso wie gegen das Ausleben der Sexualität. Uns gemäß sind weder der sexuelle Leistungssport noch die Kasteiung. Alles Zwanghafte und Ideologische ist uns zuwider. Was wir brauchen, ist eine freie, unbelastete Beziehung zur Gefühlswelt. Man kann es auch Liebe nennen. Ist das verständlich?

O: Wir danken für die klare Äußerung. Ist Treue somit ein absoluter Wert? Werden die Ehen vor Gott geschlossen? Wären die Ehen von daher unauflöslich?

A: Das ist Fanatismus. Gott wäre doch arm dran, ließe Er sich in dieses sumpfige Gebiet hineinziehen. Überwiegend folgen Partnerschaften karmischen Beweggründen, mit dem Sinn einer Arbeitsgemeinschaft zum Aufarbeiten und Ablegen der beiderseitigen karmischen Belastungen und Bindungen.

O: Spielen sich Ehen demnach auf der Ebene von Ursache und Wirkung ab?

A: In der Tat. Und die Realität sieht so aus, daß Ehen und Familien leider die größte Produktionsstätte von weiterem Karma sind, über das Streiten, Binden und Beherrschen. Auch der Zwang zur Treue und die Sexualität werden dazu herangezogen, obwohl bekannt sein sollte, daß nur, was ich freiwillig tue, einen Wert hat.

O: Es ist offenbar ein Kreuz mit den Partnerschaften und der Sexualität. Wir sollten nun noch die knöcherne Umhüllung des kleinen Beckens besuchen, z.B. das Kreuzbein.

Kreuzb.: Danke für den Besuch. Ich freue mich, daß ich angenommen werde, denn das ist mein Kreuz: wenn der Mensch das Leben nicht annehmen will. Dann lastet das ganze Gewicht auf mir, und ich muß es dem Becken so weitergeben.

O: Wie kommst du mit deinen Nachbarn zurecht?

Kreuzb.: Der fünfte Lendenwirbelkörper und die beiden Gelenke zum Darmbein hin arbeiten eng mit mir zusammen. Aber was sollen wir machen? Die Muskelverkrampfungen durch seine Ablehnung der Belastungen des Alltags – er hält sie für Belastungen – sind so stark, daß wir aufeinander gepreßt werden, bis die arme Bandscheibe herausquillt.

A: Unser Mensch sieht es nicht ein: Durch Ablehnung ändert sich nichts, er wird nur krank. Wir kleben ihm ein Plakat an die Wand, worauf steht: »Ablehnen wirkt negativ, Annehmen und dann Ändern positiv.« Ade, Kreuzbein.

EBENE DER AUSSCHEIDUNG UND ENTGIFTUNG

A: Am besten interviewen wir gleich die Lendenwirbelsäule. Hallo, LWS, bist du flexibel, wie es sein sollte?

LWS: Wenn es nach mir ginge, schon. Ich habe mit halbem Ohr das Gespräch mit dem Kreuzbein gehört, Ähnliches gilt für mich auch: Der Mensch lehnt sich gegen seinen Chef auf, sagt jedoch nichts, sondern verdrängt die Frustrationen. Die Lendenmuskeln werden hart, und ich werde steif.

O: Man kann dies also als steckengebliebene Revolte bezeichnen. Bedenken wir, daß dahinter steckt, daß er seine Auffassung durchsetzen will, sich aber nicht traut. Er müßte seine Vorschläge machen und sie dann loslassen, so daß der Chef nicht unter Druck wäre. Dann bestünde auch kein Druck auf den Bandscheiben oder gar auf dem Ischiasnerv.

LWS: Wenn ich dies nur höre, fühle ich mich wie befreit.

A: Du weißt eben, daß der freie Wille da endet, wo er den freien Willen des anderen beeinträchtigt. Oder ich sollte mich fragen: Würde ich gerne meinen Willen eingeengt bekommen? Wenn nicht, sollte ich es auch anderen nicht zumuten.

LWS: Danke.

O: Gehen wir weiter. Die Nieren sind für mein Gefühl selbstlose Organe.

A: Inwiefern?

O: Sie reinigen den Körper und denken dabei nie an

	sich. Die sorgen für einen guten Blutdruck und regen die Herstellung der roten Blutkörperchen an.
A:	Befragen wir sie selbst: Rechte Niere, fühlst du dich so?
Re Nie.:	Schon, denn ich diene dem Menschen und habe praktisch keinen eigenen Willen.
A:	Und leidest du unter dem Menschen?
Re Nie.:	Allerdings, denn sein starker Eigenwille verkrampft meine Kelchhälse, wodurch der Urinfluß stockt.
O:	Was will der Mensch denn eigentlich?
Re Nie.:	Er will im Beruf etwas sein, Karriere machen bis zur Spitze, anerkannt oder gar bewundert werden.
A:	Du meinst, es sei falsch, die Nummer eins sein zu wollen?
Re Nie.:	Ja, denn darunter leiden die anderen, und ein Konkurrenzkampf ist nicht im Sinne der Bergpredigt.
O:	Und was resultiert, wenn man dies nicht schafft?
A:	Ich glaube, Angst, z.B. zu versagen, ein Verlierer zu sein.
O:	Was sagt dazu seine linke Kollegin? Habt ihr auch einen Wettbewerb miteinander?
Li Nie.:	Unsinn, wir dienen und helfen uns gegenseitig. Zum Glück hat unser Mensch privat nicht viel Zeit, z.B. seine Partnerin besitzen zu wollen. So überträgt er sein Haben-Wollen auf die Kinder, da ist er wie eine Glucke. Aber ich ertrage es, die Kraft wächst mit der Bürde.
O:	Vorbildlich. Und wie sieht es mit euren »Mützen« aus, mit den Nebennieren?
NNie.:	Wir sind ja allgemein bekannt als die Streßorgane. Aber wir fragen uns: Muß das sein?
O:	Was denn?
Nnie.:	Daß er unser Adrenalin oft so hoch puscht, indem er die Menschen, mit denen er gerade zu tun hat, ändern möchte. Er weiß alles besser: was zu tun wäre, wie sie zu sein hätten, wie sie sich verändern sollten. Er regt sich fürchterlich auf, wenn jemand

nicht perfekt ist, womit er meint, nicht seiner Vorstellung gemäß sich verhält.

A: Es ist ein langer Weg bis zur Erkenntnis, daß wir uns nur selbst ändern können und niemand anderen. Und wenn wir dann selbst ein Vorbild geworden sind, ändern die anderen sich von alleine.

Nnie.: Das klingt so einfach, aber bis der Mensch dies realisiert, sind wir wohl ausgebrannt.

O: Verständlich, dieser Satz. Dennoch: *Take it easy.*

A: Statten wir dem Dickdarm einen Höflichkeitsbesuch ab?

Dickd.: Ein bißchen weiche ich ab von dem Gesagten. Denn manchmal hat der Mensch das Gefühl, als Folge seiner Fehlhaltungen die Nächsten verlieren zu können. Dann kommt eine Verlustangst hoch, woraufhin er alle festhalten möchte, und ich bin wie paralysiert. Schließlich halte ich nie einen Stuhlgang fest, sofern es nach mir geht.

O: Hattest du nicht früher einmal eine Colitis?

Dickd.: Ja, vor zehn Jahren. Dies war zu der Zeit, als der Mensch es nicht schaffte, sich von seiner Mutter abzulösen. Schon bald nach der inneren Abnabelung heilte ich aus.

A: Du bist ein vegetativ sehr empfindliches Organ, insofern hast du es nicht leicht. Siehe das Positive! Dann kannst du dem Menschen gute Hinweise zur Selbsterkenntnis geben. Ade.

EBENE VON VERDAUUNG UND STOFFWECHSEL

O: Gibt es heutzutage noch Menschen mit einer harmonischen Verdauung?

A: Kaum. Jedenfalls nicht in den Zivilisationsländern, also in der sogenannten 1.Welt. Es könnte damit zu tun haben, daß alle so viel Psychisches zu verarbeiten, zu »verdauen« haben, daß es nicht mehr vollständig gelingt.

O: Warum lösen wir die Probleme und Konflikte nicht auf, wenn nicht im Äußeren, dann im Inneren?

A: Eventuell, weil wir behaupten, Christen zu sein, aber nicht nach der Essenz, der Bergpredigt leben, sondern steinzeitlich, nach dem Motto »Der Stärkere siegt und er hat das Recht zu siegen.« Sozialer Darwinismus und Bergpredigt sind Gegensätze. Und jeder muß sich andauernd entscheiden, nach welchem Maßstab er leben möchte.

O: Könnte es sein, daß die Verdauung als autonomer Vorgang gut funktioniert, wenn wir nicht ständig mit unserem meist falsch programmierten Intellekt dazwischenpfuschen?

A: Genau. Das vegetative Nervensystem und sein Oberbauch-Zentrum, das Sonnengeflecht, beherrschen meisterhaft das Arbeiten nach den göttlichen Gesetzen, während unsere Großhirnrinde stark auf in der Welt vorteilhaft erscheinende Maßstäbe ausgerichtet ist.

O: Besuchen wir als erstes den Magen. Grüß' dich, Magen, bist du sauer?

Magen: Ja, aber nicht, weil oben das Wasser im Mund zusammenläuft, wie ich es liebe, sondern weil mein Mensch sich ärgert.

A: Er ärgert sich? Darf ich fragen, wer wen?

Magen: Sein Ego ärgert seine Seele, weil seine Kollegen das Ego nicht loben, sondern kritisieren.

O: Und was tut er?

Magen: Er denkt genauso negativ über sie, nämlich scharf, ätzend, auflösend, wie eben meine Säure wirkt.

A: Kein Wunder, daß deine Schleimhaut gereizt ist.

Magen: Und Sodbrennen erzeuge ich, damit der Mensch aufmerksam wird und sich fragt, was er wohl falsch macht.

O: Hilft es?

Magen: Er schluckt Natron, aber lehnt Selbsterkenntnis ab. Dabei ist die Erfahrung doch klar, daß er so den anderen wie auch sich selbst nur schadet. Aber er will doch recht behalten.

O: Wie hättest du es denn gern?

Magen: Daß er den Konflikt bereinigt, statt ihn zu verstärken, daß er vergibt und das ganze Christus übergibt, und daß er beim nächsten Mal darübersteht.

A: Da haben wir es wieder: Er fühlt sich durch Kritik sofort im Selbstwertgefühl herabgesetzt, weil er kein Bewußtsein seines Selbst hat. Entweder lernt er dies oder er muß die Schulklasse wiederholen, bis er es irgendwann über Leid doch lernen wird. Warum macht er es sich nur so schwer?

O: Vielleicht liebt er das Selbstmitleid?

A: Hoffen wir es nicht, den das wirkt wie eine Droge, erst benebelnd, dann süchtigmachend, ohne eine Lösung. Gehen wir weiter zum Dünndarm.

O: Er ist den Säuren noch mehr ausgeliefert. Man sieht es an den häufigen Zwölffingerdarmgeschwüren?

Dünnd.: Allerdings. Unser Mensch ist wohl zu kopfbetont. Er will alles intellektuell erkennen, analysieren, bis ins Kleinste zerlegen – und verliert dabei das Gefühl für das Ganze. Natürlich: Ich tue dies auch, mit dem Nahrungsbrei, aber gefühlvoll, weil ich weiß, daß es sonst zur Vergärung kommt.

A: Und bei der Vergärung entstehen negativ wirkende Stoffe, z.B. Gase und Gift-Moleküle, die die Leber nicht verarbeiten kann, sondern ablagert, eventuell sogar im Gehirn?

Dünnd.: Ja, z.B. Formaldehyd, Ammoniak oder Methanol. Diese Stoffe entsprechen dem Negativen, das er bei der Beurteilung anderer in den Vordergrund stellt.

O: Da haben wir es, er hält in seiner analytischen

Denkweise das Negative für das Ganze. Die Synthese vergißt er. Und daß negative Eigenschaften erworben sind, positive hingegen dem Wesen, dem Selbst entstammen und somit ewig wir selbst sind.

A: Ade, Dünndarm. Wenden wir uns der Leber zu.

O: Hallo, Leber, was tust du normalerweise?

Leber: Ich entgifte, baue Eiweiße ab und auf; in mir findet der größte Teil des Stoffwechsels statt. Man kann sagen, ich bin das Labor des Körpers.

O: Was produziert ein Labor?

Leber: Bei den Menschen: schlicht und einfach Ergebnisse, Zahlenwerte.

O: Werte zu erstellen, ohne zu werten, vor allem ohne abzuwerten, das wäre objektiv. Und worunter leidest du?

Leber: Wenn unser Mensch sich auf- und andere abwertet, wenn er aber der Meinung ist, die anderen täten dies mit ihm.

O: Und was ist die Folge davon?

Leber: Er ist leicht *beleidigt wie eine Leberwurst*, man könnte auch sagen, *empfindlich wie eine Mimose*, und ich merke dann: *Was kränkt, macht krank.*

A: Was siehst du für eine Therapie?

Leber: Er sollte aufhören, sich über alle und alles eine Urteil zu bilden, obwohl er nur unzureichende Einsicht hat, und dies dann in andere hineinzuprojizieren, so daß er sich als Opfer fühlt, obwohl er ebenso ein Täter ist.

O: Du meinst, er sollte seinen Anteil am Geschehen sehen, zumindest aber Verständnis entwickeln statt Aggressionen, die er dann in sich hineinfrißt. Außerdem gibt es das Gesetz des Spiegels, das besagt, daß ich in mir dasselbe besteht, was mich am anderen ärgert.

Leber: Jetzt, wo das sagst, wird mir schon leichter. Seine Frustrationen machen mich grün.

A: Was sagt deine Schwester, die Gallenblase, dazu?

Galle: Ihr kennt den Begriff »Choleriker«: Chol, das bin ich. Ich reagiere stark auf Wut, vor allem die verdrängte Wut. Wenn er sie herausließe, würde zwar die Umgebung leiden, aber sie wußte, woran sie ist, und ich könnte mich entspannen. So jedenfalls verbittere ich, wie mein Saft.

O: Was passiert in dir, wenn der Mensch sich innerlich erregt?

Galle: Mein Ausführgang verkrampft sich, der Fluß stockt, mein Saft wird zäh und dick. So kann ich Steine nicht vermeiden.

A: Dies sind also steingewordene Aggressionen. Unser Mensch sieht lieber den Splitter im Auge des Nächsten, da er hierfür eine Lupe hat, als den eigenen Balken. Er sollte einmal diese Stelle der Bergpredigt lesen.

O: Wahrscheinlich kennt er auch nicht das Gesetz von Ursache und Wirkung, wonach ihm nur passiert, was er vorher in ähnlicher Form anderen zugefügt hat.

A: Mach's gut, Gallenblase. Kommen wir nun zur Bauchspeicheldrüse, auch Pankreas genannt. Grüß' dich.

Pank.: Ihr müßt wissen, daß ich zwei Organe in einem bin: die Drüse für die Verdauungsfermente und die innere Drüse für das Insulin. Welchen Teil besucht ihr zuerst?

O: Da wir von der Gallenblase kommen, möchten wir die Säfteproduktion sprechen. Wie geht's?

Pank.: Geschwächt bin ich, vielleicht noch 60 % meiner Leistungsfähigkeit. Und warum? Weil unser Mensch glaubt, Recht und Gerechtigkeit erkennen zu können. Überall sieht er Ungerechtigkeiten.

O: Aber dazu fehlen ihm doch die meisten Informationen, z.B. über die darunterliegenden Beweggründe, auch aus früheren Leben.

Pank.:	Dennoch glaubt er, beurteilen zu können, was gerecht ist und was nicht, wer recht hat und wer nicht, vor allem, wenn es ihn betrifft. Zudem macht er sich Sorgen, grübelt und denkt und denkt…
A:	Dann fühlt er sich wohl öfters ungerecht behandelt?
Pank.:	Ja, denn er bemüht sich nicht, sich in den anderen hineinzuversetzen und ihn zu verstehen, oder die Vorgeschichte und das Umfeld zu berücksichtigen. Er glaubt dabei, denselben Fehler nicht zu machen, sondern frei davon, quasi perfekt zu sein.
O:	Damit stellt er sich doch neben Gott, denn nur Gott ist vollkommen.
A:	Daß er diesen Hochmut besitzt, weiß er sicher nicht.
Pank.:	Zum Glück ist wenigstens meine Insulinproduktion in Ordnung, sonst wäre ich schon verzweifelt. So kann ich den Blutzucker schon normal halten.
O:	Erstaunlich, wie kommt das?
Pank.:	Unser Mensch ist sich selbst genug, er erwartet keine Zuwendung.
A:	Heißt das, der süße Blutzucker spiegelt die Sehnsucht nach Liebe und deren Befriedigung wider?
Pank.:	So ist es. Manche Menschen können nicht genug Energie in Form von Zuwendung bekommen. Süßigkeiten und hoher Blutzucker sind dann eine Ersatzbefriedigung.
O:	Dabei gibt es doch das Gesetz, daß ich nicht bekomme, was ich erwarte, daß also jede Erwartungshaltung ihr Scheitern beinhaltet.
A:	Wenige halten sich daran, eher leiden sie und machen den Partner dafür verantwortlich.
Pank.:	Sagt mir die Lösung des Problems, bitte.
A:	Wenn ich spüre, daß ich vom anderen etwas erwarte, z.B. Liebe, gebe ich sie ihm. Geben statt haben wollen, das ist die Lösung. Was ich gegeben habe, bekomme ich dann, ohne daß ich es erwarten muß.

Pank.: Unser Mensch lebt diesbezüglich auf Sparflamme.

O: Dein Vorteil, dann damit sind wenigstens deine Inselzellen nicht unter Druck. Nun gehen wir zu deiner Blutsverwandten, der Milz. Hallo, Milz.

Milz: Euer Gespräch habe ich mitgehört, aufschlußreich war es. Sicher wollt ihr wissen, wie es mir geht.

A: Ja.

Milz: Das freut mich, denn das fragt mich nie jemand. Ich bin wohl das unscheinbarste Organ des Körpers, so unscheinbar, daß die Mediziner glauben, mich herausnehmen zu können ohne negative Folgen für die Abwehr, das Lymphsystem oder die Blutbildung.

O: Nun stelle dein Licht nicht unter den Scheffel. Wir wissen, wie wichtig du bist. Eine Frage: Übertreibst du die Selbstlosigkeit nicht ein bißchen?

Milz: Verzeiht, aber das kommt, wenn man immer im stillen arbeitet, sich nie beklagt und auch fast nie krank wird. Ich heile mich einfach selbst.

A: Du bist also ein vorbildlich dienendes Organ. Tut dir der Mensch nichts an?

Milz: Dazu ist er nicht der Typ. Weder ist er selbstlos, noch tut er so als ob, und auch die Frage des Dienens oder des Vortäuschens des uneigennützigen Dienens stellt er sich nicht. Er ist kein Pharisäer.

O: Dann ist ihm das Image, selbstlos zu sein, offenbar unwichtig, und auch ein Helfersyndrom hat er nicht.

Milz: Zumindest damit wertet er sich nicht auf. Ein Glück, auch für mich.

A: Auf Wiedersehen, liebe Milz.

EBENE DER ATMUNG

A: Nun haben wir die Organe unterhalb des Zwerchfells besucht. Benutzen wir den Übergang vom Magen zur Speiseröhre und begeben uns in den Brustkorb.

O: Weshalb eigentlich ist dies der Bereich der Offenheit?

A: Noch mehr als die Haut ist die Lunge das offenste Organ. Was in diesem Moment außerhalb vom Menschen ist, die Luft, die auch den Atem und die Gerüche anderer Menschen enthält, ist im nächsten Moment ein Teil von ihm. Mit der Haut als Kontaktorgan kann er sich zurückziehen, wenngleich mit der Folge eines eventuellen Ausschlags, aber atmen muß er nun einmal.

O: Guten Tag, Luftröhre und Bronchien. Seid ihr in Ordnung?

Bron.: Nicht ganz. Unser Mensch neigt zum Mißtrauen, zu negativen Erwartungshaltungen, und diese bekommt er dann auch erfüllt.

A: Klar: Gleiches zieht Gleiches an.

Bron.: Und ich spüre diese Unterkommunikation des Zumachen-Wollens, des Sich-Verschließens natürlich, in Form von Verkrampfungen bis hin zum Asthma.

O: Er hat wohl schlechte Erfahrungen mit Nächsten gemacht und verarbeitet und löst sie nicht auf, das heißt: Er vergibt nicht.

Bron.: Deshalb fällt es ihm auch schwer, sich hinzugeben. Ständig ist er bedacht, die Kontrolle über sich zu haben, mit Angst vor Kontrollverlust. Auch Persönliches, Inneres zu geben, vermag er nicht. Sogar das Danken als eine Form des Gebens fällt ihm schwer. Das macht meine Gänge zum Schneckenhaus, in das er sich zurückziehen kann.

A: Schade, auf diese Weise kannst du dir wohl nur über Entzündungen helfen?

Bron.: Eben, über den Schleim bei meiner Bronchitis kann ich angesammelte Schlacken loswerden, sonst würde ich ja selbst ersticken. Und mein Husten heißt ja nur, daß ich realisiere, was er möchte, aber nicht tut: jemandem etwas husten. Noch dazu raucht er und mutet damit der Umgebung zu, sich zu belasten. Gerade das, wovor er selbst Angst hat.

O: Und du, Lunge, hast du ähnliche Probleme?

Lunge: Natürlich. Schon als Kind hatte unser Mensch eine Tuberkulose- Affektion, weil er solche Probleme mit der Kommunikation hat. Am liebsten wäre er im Mutterleib geblieben, wo er weder atmen noch offenen Kontakt aufnehmen mußte.

A: Er möchte also in der Trennung vom Nächsten leben. Ein Astheniker, Individualist und Einsiedler-Typ.

O: Damit aber verstößt er gegen das Gesetz der Einheit allen Seins.

Lunge: Außerdem leide ich unter Sauerstoffmangel, denn er atmet einfach zu flach und manchmal zu selten. Nachts stockt ihm schon einmal der Atem, dann bekommt er Alpträume und erwacht.

A: Würde er alle Kontaktkonflikte bereinigen, hätte er auch keine Kontaktprobleme mehr.

O: Er muß sich entscheiden: entweder bereinigen, heißt lernen – oder leiden, eins von beiden.

A: Andernfalls kann der Brustkorb zu einem Gefängnis seiner selbst werden, mit den Rippen als Gitterstäben. Schauen wir dort vorbei, wo dies zusammengehalten wird, bei der Brustwirbelsäule. Grüß' dich.

BWS: Wenn ich mich strecke, wirkt der Mensch größer. Das hat er schon bemerkt. Werde ich dabei steif, ähnelt er einem Feldwebel, der gerade Macht ausübt. Diesen Machtanspruch übt er eher unbewußt aus. Jedenfalls ist es besser für mich als das Gegenteil, das Buckeln oder gar das Radfahren, denn das macht mich weich, was im Alter ja eh' passiert.

O: Herrschen oder krumm werden, beides ist doch

falsch. Der lockere, unverkrampfte Mittelweg ist – wie immer – der beste.

A: Du hast doch Verbindung zu den Armen. Was sagt ihr dazu?

Arme: Wir leiden ganz schön unter seiner Verkrampfung, denn sie betrifft vor allem den Trapezmuskel und die Schultern. Er glaubt, alles auf seinen Schultern tragen zu können und sogar zu müssen. Dieses Titanentum überlastet ihn, aber er fühlt sich groß und stark. So kann er jedenfalls der Rudelführer sein.

O: Wie spürt ihr das?

Arme: Morgens erwacht er mit eingeschlafenen oder tauben Fingern, weil die Brachialis-Nerven durch die steinharte Muskulatur eingequetscht werden. Zudem verwendet er die Ellbogen im Sinne unserer Wettbewerbs-Gesellschaft, was auch zum Tennis- oder Golfellbogen führen kann, ballt die Faust in der Hosentasche und drückt mit dem Daumen auf seine Untergebenen, vom Schlagen und Kratzen – in Gefühlen natürlich – ganz zu schweigen.

A: Gibt es auch ein Bedürfnis zu raffen?

Arme: Du meinst den Geiz? Er steht nicht so im Vordergrund.

Rückenmark: Darf ich mich einmal melden? Dies könnte mich betreffen, wenn meine weiche Struktur sich verhärtet wie bei Mr. Scrooge in Dickens' Weihnachtsgeschichte.

O: Aber diese Geschichte ging ja gut aus. Fehlen uns noch die weichsten aller Brustkorb-Organe, die Brüste.

Brüste: Erzählt uns nichts über Verhärtungen, davon wollen wir nichts hören. Schließlich dienen wir wirklich, sanft und ohne eigenen Willen, wenn wir Muttermilch geben.

A: Ist ja gut. Es geht nicht um euch, sondern um eine falsche Grundhaltung des Menschen, die dann dazu führt, daß ihr euch verhärtet und Knoten bildet.

Brüste: Meinst du, daß die Frau ihre Weichheit als Schwäche auffaßt, diese nicht zeigt, Stärke mit Härte verwechselt, um im Kampf der Männer um die Positionen in der Hackordnung mithalten zu können?

A: Die Brüste als Instrumente im Machtkampf eingesetzt, das muß sie ja verknoten, denn es widerspricht voll ihrem Wesen. Und das dann versteckt, pseudo-sanft, dies kann nicht gutgehen. Die Brüste sind keine preußischen Pickelhauben! Ade, ihr Brustorgane, wir haben einiges gelernt.

EBENE VON HERZ UND KREISLAUF

O: Hier sind wir sozusagen im Zentrum des Lebens.

A: Am Herzen scheiden sich die Geister: Faßt man es auf als Partner der Seele und Mittelpunkt der Gefühlswelt oder als Hohlmuskel mit Pump-Funktion?

O: Vielleicht wäre es sinnvoll, hier das Sowohl-Als-Auch in den Vordergrund zu stellen?

A: Eine gute Idee, denn es sind wohl keine Gegensätze, sondern nur Beschreibungen, die verschiedenen Ebenen entstammen.

O: Wobei das Volk die emotionale Betrachtung favorisiert, wenn wir uns geflügelte Worte anschauen: »*Es bricht mir das Herz*«, »*Ich habe mein Herz verloren*«, »*Ich schütte mein Herz aus*«, »*Ich schenke dir mein Herz*«, »*Das Herz springt vor Freude*« oder gar: »*Mein Herz will zerspringen*«.

A: Real ist ja auch so, daß wir bei Herzeleid auch Herzweh verspüren, obwohl organisch nichts vorliegt.

O: Hallo, Herz, wie geht es dir?

Herz: Chronisch vernachlässigt fühle ich mich. Unser Mensch registriert mich einfach nicht. Er verlangt klagloses, fehlerfreies Funktionieren.

O: Und tust du es?

Herz: Was bleibt mir übrig? Nur mit Hilfe einiger Koronarspasmen kann ich ihm ab und zu mitteilen, daß er mich belastet.

A: Wodurch?

Herz: Manches liegt vor, z.B. seine Lebensweise: Hektik, Streß, kaum Bewegung, viel Kaffee; dann seine Einstellung: Erfolg zählt, egal wie, erkauft mit der Unterdrückung seiner Gefühle, er nennt es »cool«; und seine Grundhaltung: Er denkt nur an sich.

O: Was macht dein Blutdruck?

Herz: Früher war er einmal niedrig, was ja ein langes, aber wenig intensives Leben bewirkt. Zu dieser Zeit verweigerte er quasi das Ja-Sagen zum Leben, wollte sich heraushalten, nicht einsteigen. Es zeigte sich morgens beim Aufstehen: Er kam nicht auf die Beine und bevorzugte das Liegenbleiben. In jüngster Zeit drehte es sich, er hat nun Hochdruck. Damit kann er aktiviert, wenngleich nur kürzer leben. Er kann nun alle Anforderungen erfüllen, kann Druck auf sich selbst und andere ausüben. Er hat sich im Äußeren angepaßt, obwohl er sich innerlich nach wie vor verweigert, denn seine Seele möchte ein echtes, ein ganzheitliches Leben führen.

O: Er lebt also eigentlich gespalten zwischen dem, was er offiziell tut, und dem, was er tief innerlich will, was sein eigener Lebensentwurf war, aber nicht zur Realität wurde.

Herz: So ist es. Er will den Kampf um den Einstieg ins wahre, in »sein« Leben vermeiden. Im Äußeren zu funktionieren ist einfacher, denn jeder hält ihn für einen guten Mann. Er vermeidet so Konflikte – mit dem Nachteil eines grundsätzlichen inneren Konfliktes, den ich ständig verspüre und der mich fast zerreißt. Er lebt für sein Ego, das es leicht haben möchte, statt für sein Selbst.

A: Und was tust du daraufhin?

Herz: Ich verhärte, z.B. in meinen Koronararterien, und ich werde zunehmend saurer, z.B. meine Muskelzellen.

O: Wenn er seine Gefühle unterdrückt, kann er sie denn dann bei anderen spüren oder erkennen?

Herz: Eben nicht. Er ist zu kühl dafür, auf sein Ego zentriert, das seine Vorteile sieht, aber nicht in die Tiefe schauen kann bzw. will, weder bei sich noch bei anderen.

A: Kann man sagen, es fehlt ihm der Ernst des Lebens, obwohl dies aufgrund seiner Aktivitäten im Äußeren paradox erscheint?

Herz: Dies wäre eine Erklärung. Man könnte ihn als bequem bezeichnen, als lau und inkonsequent, denn er scheut die Anstrengung, welche eine Verwirklichung der Tiefe verlangt.

O: Statt dessen setzt er fast fanatisch die beruflichen Vorgaben und seine privaten Vorstellungen um, oder?

Herz: Ja, diesbezüglich will er perfekt sein, keine Fehler machen oder – wenn er sie macht – sie nicht eingestehen, denn er darf ja keine Schwäche zeigen. Diese würde sein Selbstbewußtsein, das ohnehin schwach ist und laufender Kompensationen bedarf, lädieren. Auf lange Sicht wird er starr werden, wie später auch seine Arterien.

A: Er müßte somit einmal auf die sanften Impulse achten, die aus seinem Inneren kommen, aus den sensiblen Zentren des vegetativen Nervensystems, sei es aus dem Sonnengeflecht oder von deinem Sinusknoten, der dir deine Frequenz steuert.

Herz: Das ist richtig. Leider lehnt er alles Sanfte bei sich ab, da es ihn schwach, gar weiblich zu machen scheint, und das kann er nicht gebrauchen. Er ist abhängig von dem Image, das er sich produzierte und dem er nun zu folgen hat.

O: Eine tragische Situation. Eventuell hat dies etwas

	zu tun mit dem hohen Image, das diejenigen haben, die an Herzkrankheiten leiden oder daran sterben. In den Nachrufen heißt es oft, daß der Verstorbene aus der Fülle seiner Arbeit, die er zum Wohle der Firma oder der Allgemeinheit leistete, gerissen wurde. Hunderte begleiten seinen Sarg, Lobreden hört seine Seele am Grab. Später aber rauft sie sich die Haare über die abgelaufene Inkarnation, die ihrem Lebensprogramm nicht entsprach.
Herz:	Dies ist heutzutage, wo Liebeskummer nur noch wenig bedeutet, der Hauptgrund für mein Herzeleid, denn ich fühle mich mit der Seele eng verbunden.
A:	Wir wünschen dir Frieden, Herz.

EBENE DES IMMUNSYSTEMS

O:	Die Körperabwehr beinhaltet doch das Sich-Wehren, oder?
A:	Natürlich, aber sinnvoll. Das heißt, gegen Erreger, gegen Angreifer. Nicht aber gegen unschädliche Organismen oder Substanzen, und adäquat, also weder zu schwach noch überschießend.
O:	Dies verlangt wohl eine außerordentliche Steuerungsleistung, wie ich sie mir nur von einem Computer vorstellen kann.
Thymus:	Da habt ihr mich erfaßt. Ich sitze hier hinter dem Brustbein, schrumpfe zunehmend, und bekannt bin ich nur Feinschmeckern, wenn sie Kalbsbries essen. Aber meine Fähigkeiten entsprechen denen einer EDV-Anlage.
A:	Dann gehörst du auch zu den lymphatischen Geweben wie die Milz, die im stillen und dienend arbeiten, ohne Dank dafür?
Thymus:	So ist es. Ich muß zunächst einmal mit Hilfe meiner überall im Körper vorhandenen Agenten erkennen,

was alles an Stoffen und Zellen neu auftaucht, muß dann vergleichen mit allen seit dem Mutterleib gespeicherten Informationen, ob bekannt oder unbekannt, muß dann unterscheiden in eigen und fremd, und bei fremd in gefährlich = angreifenswert, in fremd = zu überwachen und in zwar fremd, aber ungefährlich. Ihr seht meine Leistung, sie ist wohl vergleichbar der des Gehirns.

O: Könnte es sein, daß du ähnlich wie unser Mensch hin und her schwankst zwischen Hochmut und einem Minderwertigkeitskomplex?

Thymus: Du erschreckst mich! Sollte ich diese Fehlhaltung des Menschen etwa übernommen haben? Erschütternd.

O: Gut, gut. Wir wollen den Komplex nicht verstärken, sondern dir sagen, daß du keinen Grund dafür hast. Dein Wert ist unbestreitbar. Gerade als Zentrum der Verteidigung mußt du dich nicht auch noch verteidigen.

Thymus: Danke. Aber unser Mensch verteidigt sich laufend in Gedanken, er führt regelrechte Selbstrechtfertigungsgespräche in seinem Gehirn durch, um vor sich selbst gut dazustehen. Denn ihr wißt, sein Selbstwertgefühl ist gering und wackelt bei jedem Angriff. Daher bin ich so überempfindlich.

A: Wie macht sich dies bemerkbar?

Thymus: Ich konnte kürzlich eine Allergie auf chemische Stoffe mit nachfolgendem Hautausschlag nicht mehr vermeiden. Unser Mensch ist nun mal allergisch gegen eigene negative Eigenschaften bei anderen, z.B. gegen Beziehungskälte.

O: Ist dies nicht Ausdruck des Spiegelgesetzes: Was mich am anderen stört, habe ich in mir selbst?

Thymus: Leider. Daher habe ich selten meine Ruhe und schrecke oft auf, wenn er wieder einmal zu empfindsam reagiert. Und dazu kommt, daß er es nicht zeigt, wenn er sich wehrt, sondern gute Miene macht und nicht nein sagen kann, auch wenn er es sollte.

A: Dieses unnötige, aber übermäßige Sich-Wehren verdrängt er also, und du als Abwehrzentrum mußt es ausbaden!

Thymus: Ihr seht, wie ich zerrieben werde. Kein Wunder, wenn ich vorzeitig altere.

O: Aber du hast immerhin Vorposten, die dir helfen, z.B. die Mandeln.

Mandeln: Was wir über den Mund alles geboten bekommen, spottet jeder Beschreibung. Über die Atmung genauso wie über die Nahrung kommen heutzutage die schlimmsten Stoffe auf uns zu.

A: Und wie reagiert ihr?

Mandeln: Entweder aggressiv, oder wir schauen weg. Bei dieser Überbelastung können wir den Mittelweg mit regelrechter Reaktion nicht mehr einhalten.

O: Das heißt, ihr habt ähnlich wie der Thymus schon eine Überempfindlichkeit entwickelt, ersatzweise eine Wurschtigkeit. Und was tut der Mensch, um dies zu verbessern?

Mandeln: Nichts. Weder lebt er gesund, mit Vermeidung chemischer Stoffe, noch versucht er, seine häufigen Abwehrhaltungen mit dem Sich- Verschließen bei Kontakten abzuändern. Würde er Konflikte austragen und einer Lösung zuführen, wären wir entlastet. Jedoch scheut er Auseinandersetzungen und grummelt innerlich dagegen, so daß ein Grabenkrieg entsteht. Dies führt dann zu unserer chronischen Entzündung und oft zur Operation. Wenn wir entfernt werden, müssen die Seitenstrang-Lymphgewebe unsere Aufgabe mit übernehmen. Das ist keine Lösung des Problems.

A: Befragen wir einmal Hals-Lymphknoten und Adenoide, die sogenannten Polypen. Seht ihr das auch so?

Ly-kno.: Seht, wir wirken im Verbund und sind angeordnet wie die Perlen einer Kette, wir stehen füreinander ein und bilden eine Einheit. Individualisten haben bei uns keine Chance. Insoweit unser Mensch aber sein Ego individualistisch auslebt, belastet er uns erheblich.

O: Ihr seid ja wie Kläranlagen für den Körper und nehmt alle Schadstoffe auf, bis ihr sogar selbst zugrunde geht. Ab und zu seid ihr einem stärkeren Gegner ausgesetzt, der sich brutal durchsetzen will, wenn ich z.B. an Krebszellen denke.

Ly-kno.: Wir sind kämpferische, mutige Gewebe, aber sanft. Wäre der Mensch auch so geartet, gut. Leider neigt er zu den Extremen, besteht auf dem Recht des Stärkeren oder zieht sich zurück und flüchtet in eine Krankheit. Dies nimmt uns die rechte Motivation.

O: Danke, Immun- und Lymphsystem.

EBENE DER STEUERUNG DES STOFFWECHSELS

A: Eine normale Schilddrüsenfunktion verleiht uns Dynamik ohne Hektik, und Konzentration ohne Müdigkeit.

O: Eine ideale Situation, heutzutage kaum noch vorstellbar.

A: Da die Schilddrüse Rezeptoren für das System des Nervus sympathicus hat, macht dauernder Streß die Schilddrüse krank.

O: Suchen wir sie auf. Schilddrüse, bist du die normale Ausnahme?

SD: Ich glaube nicht. Wie auch, gibt es doch keine Ruhe mehr. Umwelt und Innenwelt sind ähnlich disharmonisch.

O: Was setzt dich denn speziell unter Druck?

SD: Eine Überfunktion entwickle ich, wenn der Mensch

ungeduldig ist, wenn er alles schnell und perfekt haben will, nach dem Motto: Zeit ist Geld.

A: Ein Zeichen der Zivilisationsmenschen. Siehst du dahinter eine Fehlhaltung?

SD: Gesellschaftlich ist es das verbreitete Konkurrenzdenken, jeder konkurriert mit jedem, dazu der Wettbewerb und die Rivalität. Solidarität, die entspannend wirkt, da jeder sich aufgehoben fühlt und vertrauen kann, gibt es kaum noch.

A: Und im einzelnen, wieso klinkt er sich in dieses System ein?

SD: Es muß etwas mit Ehrgeiz zu tun haben: Wenn man seinen Status, Anerkennung und Lob nicht mehr wegen seines Wertes als Mensch, sondern nur noch wegen der Leistung und dem erwirtschafteten Profit bekommt, will man dem natürlich genügen.

O: Du meinst, die Werteskala sei weitgehend veräußerlicht, innere Werte gelten nichts mehr, nur noch der Erfolg, wobei der Zweck die Mittel heiligt?

SD: Ja, und diese veräußerlichte Skala hat unser Mensch verinnerlicht, zu seiner eigenen gemacht.

O: Also, jetzt verwirrst du mich. Ist die Ursache nun äußerlich oder innerlich?

A: Wir sollten hier zugestehen, daß das Sowohl-Als-Auch zutrifft.

SD: Allerdings muß eine Resonanz im Inneren bestehen, damit die negativen äußeren Einflüsse sich einprogrammieren, quasi durchschlagen können.

A: Ohne Stolz und Hochmut als Fehlhaltung kann das Programm »Ich kann und muß besser sein als die anderen und werde sie ausstechen« sich somit nicht etablieren.

O: Bedenken wir, daß auch die im esoterischen Bereich publizierten Wege des positiven Denkens überwiegend darauf ausgerichtet sind, sich auf diese neue Weise Erfolg zu verschaffen. Da aber unmöglich alle an der Spitze oder reich sein können, findet so eine Polarisierung der Menschen statt. Dies ist gegen die Einheit aller Wesen gerichtet, denn der Nächste ist mir dann egal.

SD: Apropos egal: Das andere Extrem ist die Gleichgültigkeit, die Trägheit als andere Seite der Medaille des Ehrgeizes. Dies geht bei mir mit einer Unterfunktion einher.

Neben-SD: Darf ich mich dazu äußern? Ein bißchen variiere ich zu dem Gesagten. Meine Hormone sind ja zuständig für den Knochen- Stoffwechsel. Eine Überfunktion bedeutet Verhärtung, erst mental, dann im Skelett, eine Unterfunktion Erweichung, als Folge einer Wurschtigkeit oder Ziellosigkeit.

A: Kann es sein, daß die Osteoporose als Volkskrankheit mit den Wechseljahren beginnt, weil die Midlife-crisis das Gefühl hervorruft, der aktive und damit einzig wertvolle Teil des Lebens sei nun vorbei und der Rest sei wert- bzw. sinnlos?

Neben-SD: Dies klingt plausibel. Das Alter als Zeit des Aufsammelns, der Weisheit und der Krönung des Lebens wurde abgelöst von dem Gefühl, nutzlos zu sein, nicht mehr gebraucht zu werden. Natürlich führt das zu einer Fehlfunktion der Hormondrüsen.

O: Wenn die Ich- statt der Selbstverwirklichung der Sinn des Lebens zu sein scheint, ist das verständlich.

A: Schauen wir noch im Nacken, bei der Halswirbelsäule vorbei. HWS, wie sieht es aus mit der Abnutzung?

HWS: Zwar trage ich nur das Gewicht des Kopfes, aber leide erheblich unter den Muskelverspannungen um mich herum. Zum Teil sind die Muskeln hart wie Stein.

O: Könnte es etwas mit einer *Hartnäckigkeit* und *Halsstarrigkeit* zu tun haben?

HWS: Das sagen schon die Worte: Hart und starr in der

	Absicht, seine Vorstellungen durchzusetzen, mit Mangel an Toleranz und Kompromiß- bereitschaft, so ist unser Mensch.
A:	Was ja auch wieder zu tun hat mit Stolz, dem *hoch erhobenen Haupte*. Wahrscheinlich mißversteht er auch das Wort Demut und hält es für Unterwürfigkeit. In Wirklichkeit stammt es ab vom Mut. Denn es verlangt Mut und Stärke, bereit zu sein, sich in Frage zu stellen und Fehler zuzugeben.
Kehlkopf:	Dazu möchte ich etwas sagen: Solche Worte würde ich nur zu gerne formulieren. Statt dessen muß ich laute, angreifende und ablehnende Worte über die Lippen bringen, ein Kummer für mich.
Zähne:	Dem schließen wir uns an. Und dazu kommt: Der Druck auf uns ist beim Kauen zu hoch, und nachts knirscht er mit den Zähnen. Kein Wunder, wenn wir und unser Halteapparat krank werden. Er benutzt uns als Ersatz für verdrängte Aggressionen.
O:	Hals- und Mundorgane, wir wissen es, und wir werden es ihm sagen. Ade.

EBENE DER SINNE

A:	Nun befinden wir uns im Kopf. Hallo, Gesicht, wie geht es dir?
Gesicht:	Nach außen hin gut. Das muß auch so sein, sonst würde sich unser Mensch genieren. Doch wie's da drin aussieht, geht niemand was an.
O:	Heißt das, du hältst eine Fassade aufrecht?
Gesicht:	Ja, oder nenne es Image oder Maske, bis hin zum *Pokerface*. Denn nur so, wenn man unbewegt erscheint, keine Miene verzieht bis auf das *keep smiling* und seine Gefühle nicht zeigt, kann man gewinnen.
A:	Das denken diejenigen, die keine geistigen Gesetze

kennen, z.B. das »Wie innen, so außen«, und auch die Bergpredigt nicht akzeptieren.

Gesicht: Kann ich etwas dafür? Am liebsten würde ich aus der Tiefe heraus lächeln oder lachen. Dann bräuchte ich auch keine Kosmetik, denn mein Lymphabfluß wäre gut und allenfalls sympathische Lachfältchen könnten entstehen.

O: Das Gut-aussehen- und Gut-dastehen-Wollen ist also ein Fehler des Menschen, der glaubt, niemand könne in sein Inneres schauen.

Gesicht: Und vor allem glaubt er, dies sei unwichtig, wenn er nur sein Gesicht wahrt.

A: Ein kurzsichtiges Denken, kommt es doch darauf an, was er in seiner Seele gesammelt hat, wenn die Hülle einmal fällt.

O: Apropos kurzsichtig: Was sagt ihr dazu, Augen?

Augen: Wir sollten ja der Spiegel der Seele sein und voller Ausdruck. Das wären wir auch gerne. Jedoch hindert uns daran jede falsche oder unzureichende *Sicht der Dinge*, jede falsche Ansicht.

O: Was meint ihr damit?

Augen: Wenn unser Mensch etwas falsch sieht, z.B. auf jemanden *herabschaut*, weil er seinen Wert nicht erkennen will, wenn er nur die Oberfläche sieht, statt in die Tiefe zu schauen, wenn er anders schaut, als er denkt, wenn er als Folge von falschen Prioritäten *den Wald vor lauter Bäumen nicht sieht.*

A: Das Sehen ist also eine Form des richtigen Annehmens und der richtigen Einstellung? Kann man sagen, der Kurzsichtige hat keine Perspektive, keinen Plan, er denkt nur kurzfristig, während der Weitsichtige das Leben in der Gegenwart vergißt und über sein Umfeld hinwegschaut?

Augen: Nicht schlecht gesagt. Das Übersehen der Wünsche und Bedürfnisse der Nächsten ist ein häufiger Fehler, zunächst des Verhaltens, später dann unserer Funktion.

O: Wenn jemand etwas nicht genau sehen möchte, sondern lieber unscharf, wenn er sich also *Illusionen* macht, trübt das doch eure Fähigkeiten, oder?

Augen: Noch hat der Mensch keine Linsentrübung, zum Glück. Was aber beginnt, ist unser erhöhter Innendruck, der etwas zu tun hat mit unbarmherzigem oder gar stechendem Blick und damit dem Ausüben von Druck auf andere.

A: Wie ich hörte, soll das Weinen gut sein für euch. Ist das so?

Augen: Wenn wir Ausdruck der Gefühle sein können, werden unsere Tränendrüsen uns auch entlasten, z.B. durch ihr Weinen. Leider gilt dies als »uncool« und jedenfalls einem Manne unangemessen, während Frauen es öfters krokodilähnlich tun, um Männer zu erweichen. Unehrlich sind beide Wege. In jüngster Zeit tränen wir eher als Folge eines Fahrtwinds, was uns aber nur reizt und nicht entspannt.

O: Mit verschleierter Hornhaut werdet ihr schwerlich klar sehen können, oder?

Augen: Dies ist eine typische Folge, wenn unser Mensch mal wieder jemanden anschaut, als wäre er Luft. Er will leider auch nicht einsehen, daß dies ein Fehler ist, denn er befürchtet immer, andere könnten ihm zu nahe kommen und Einsicht nehmen in sein Inneres. Lieber hält er sie mit Blicken auf Distanz. Statt dessen mangelt es ihm an eigener Einsicht, das heißt, er will sich nicht sehen, wie er ist, sondern liebt seine Illusionen über sich. Quasi hat er eine rosarote Brille bezüglich seines Ego aufgesetzt.

A: Augen, ihr seid ein weites Feld, danke. Gehen wir einen Schritt weiter zu den Nasennebenhöhlen. Seid gegrüßt.

NNH: Wir sind quasi Resonanzräume der Stimmbildung, mit Schleimhaut ausgekleidete Hohlräume. Aber wir haben viele Beziehungen, z.B. zum Darmmilieu, dessen Zustand wir widerspiegeln. Man bemerkt uns nur, wenn wir uns entzünden oder vereitern.

O: Warum kommt das so leicht vor?

NNH: Als die körperlichen Vorfahren der Menschen noch auf vier Beinen liefen, befanden sich unsere Abflußöffnungen an den tiefsten Stellen, so daß sich kaum etwas staute. Seit dem Aufrichten des Homo erectus liegen sie in der Mitte, wodurch Schleim und Eiter kaum abfließen können. Es sei denn, sie laufen über, bis in die Bronchien hinein.

O: Sehr interessant, wohl ein Beweis für die Evolutionstheorie. Die wenigen Millionen Jahre seitdem reichten wohl nicht für eine Optimierung in der Anpassung des Körpers.

NNH: Ja. So sind wir ein Relikt des Urmenschen und repräsentieren seine archaischen Charaktereigenschaften. Die Frage ist, ob der Mensch sich so, also mit seinen raubtierhaften Merkmalen, annimmt oder nicht. Will er besser sein, als er ist, weil er seinen Charakter nicht annehmen kann, so sehen wir uns gezwungen, uns zu entzünden.

A: Das heißt, eine chronische Nasennebenhöhlenentzündung stellt mir die Frage, ob ich mich selbst liebe?

NNH: So ist es. Selbstablehnung ist keine Basis für die eigene Evolution. Ich kann nur verbessern, was ich zuvor liebend angenommen habe. Dies gilt allgemein und entspricht der Bergpredigt.

O: Demnach seid ihr doch keine unwichtigen Organe. Ihr arbeitet eng mit der Nase zusammen, oder?

Nase: Allerdings. Und bei mir gilt ähnliches, auf den Menschen und seine Umgebung bezogen: Wenn ich jemanden riechen kann, nicht nur im übertragenen Sinne, mag ich ihn auch. Kann ich mich oder den anderen *nicht riechen*, lehne ich mich bzw. ihn ab.

	Denn mein Geruchssinn ist nicht etwa objektiv, sondern gefärbt von der Gefühlseinstellung.
A:	Die Welt der Gerüche, wie sie bei den Hunden besteht, ist somit beim Menschen nicht außer Kraft gesetzt?
Nase:	Nur überlagert. Woher kämen sonst die Erfolge der Parfüms? Wenn ich einen Menschen liebe, mag ich auch seinen Körpergeruch. Hat der Mensch allerdings *die Nase voll* von sich oder dem Nächsten, ist ein Schnupfen unvermeidlich. Und das Niesen zu Beginn zeigt die verdrängten Aggressionen.
O:	Dient der Schnupfen dann auch als Abfließen-Lassen negativer Energien?
Nase:	Zum einen dies, zum anderen auch konkret als Entgiftungsmethode. Auf diese Weise versucht der Körper, eine schwerere Krankheit zu vermeiden.
O:	Dann sollte man einen Schnupfen nicht unterdrükken, sondern ihn fließen lassen?
Nase:	So ist es. Meine große Schleimhautoberfläche zusammen mit den Lymphgeweben und enormer Produktionsleistung kann viele Toxine herausschaffen. Früher wußten dies die Menschen und nutzten es in Form einer Triefnase, über drei Tage. Heute gilt es leider als unfein. Auch das Schneuzen ist nicht gerade gut, da ich jedesmal etwa drei Milliliter an virenhaltigem Schleim in die Nasennebenhöhlen presse.
A:	Also ist es in jedem Sinne besser, alles fließen zu lassen: *panta rhei*. Inwieweit arbeiten eigentlich Geruchs- und Geschmackssinn zusammen?
Geschmack:	Wir sind wie Geschwister. Nur ermögliche ich es dem Menschen, noch etwas egoistischer zu sein, nämlich geschmäcklerisch.
O:	Ich dachte bisher, über Geschmack solle man nicht streiten?
Geschmack:	Wenn man tolerant ist, natürlich nicht. Leider hält unser Mensch seinen Geschmack doch für den besten und wertet den von anderen ab.

A: Welcher ist dir denn konkret am liebsten?

Geschmack: Getrimmt wurde ich auf süß, wenn es aber nach mir ginge, würde ich bitter bevorzugen. Denn das ist so gesund.

O: Auch dies wußten die Großeltern, als noch jede Arznei bitter war und auch zu sein hatte.

Geschmack: Ja, die gute alte Zeit... Damals wurde ich noch nicht von künstlichen Aromen beschwindelt und deformiert.

A: Du wirst also von außen beeinflußt und auch vom Menschen programmiert mittels seiner Wertvorstellungen?

Geschmack: Bei wenigen Organen ist die Diskrepanz zwischen Wunsch und Wirklichkeit so stark wie bei mir.

O: Wir werden es dem Menschen mitteilen. Besuchen wir nun die Ohren, zuerst die Gehörorgane.

Ohren: Wir haben euch – natürlich – zugehört, was man vom Menschen nicht gerade behaupten kann. Oft gehen Worte *auf der einen Seite herein und bei der anderen Seite wieder heraus*. Er will auch oft den *Sinn des Gesagten,* das, was gemeint ist, nicht verstehen. Er spricht dann von Mißverständnissen.

A: Oder er legt andere auf ihre Worte fest, kann ich mich erinnern.

Ohren: Liebevoll zuzuhören ist eben eine Kunst. So kann es nicht verwundern, wenn ich rechts schwerhörig geworden bin.

O: Hatte er nicht schon als Kind Mittelohrentzündungen?

Ohren: Ja. Er *wollte einfach nicht hören*, wenn seine Eltern etwas sagten. Denn hören bedeutet ja auch gehorchen, sofern ich dem Befehlenden vertrauen kann.

A: Stimmt. Aber am Vertrauen hapert es oft, manchmal begründet, öfters unbegründet. Wenn es besteht, kann ich mich in den Sprechenden einfühlen, wenn ich mich sperre, könnte es sogar zu einem Hörsturz kommen.

Ohren: Dies hatten wir schon einmal rechts, nach einer herabsetzenden Kritik seines Chefs. Da hat er einfach zugemacht. Verständnis für den Chef hatte er damals sicher nicht, sondern *konnte ihn nicht mehr hören*, wie er sagte. In Wirklichkeit wollte er nichts mehr hören.

O: Und wie sieht es aus mit Hammer und Amboß?

Ohren: Sie leiden, wenn es laut hergeht. Laut aber auch, wenn der Mensch Gedanken hat, die einem Hammer ähnlich sind. Denn diese projiziert er in den anderen hinein und fühlt sich von ihm so behandelt. Das Ergebnis kann ein Ohrgeräusch, ein Tinnitus sein.

A: Verständlich, denn die Projektion des eigenen Negativen in den Nächsten ist ein beliebter Trick des Ego. Kommen wir zu den Innenohren, wo der Gleichgewichtssinn beheimatet ist. Wie steht's?

Ohren: Schwindel, *wenn der Mensch schwindelt*; dies liegt nahe. Wir sind sensitiv, eventuell zu sensibel. Alle Schwingungen, Motive und Unterkommunikationen registrieren wir, vergleichen sie mit der Wahrheit und stellen leider oft eine Diskrepanz fest. Dies belastet uns.

O: Seid ihr auch so sensibel gegenüber Schwingungen von außen?

Ohren: Leider ja. Wir registrieren auch die Ausrichtung des Menschen, das heißt, wem seine Seele gerade zuhört und aus welcher Quelle sie empfängt. Sind die Absender göttlich, fühlen wir uns entspannt und arbeiten perfekt. Bei einer Ausrichtung auf niedere, z.B. astrale Kräfte leiden wir, denn wir spüren deren Frequenzen, was zu Gleichgewichtsstörungen, Benommenheitsgefühlen wie in einer Wolke oder auch zu einem Tinnitus führen kann.

A: Somit arbeitet ihr wie Antennen?

Ohren: In der Tat. Nur – wir nehmen auch überphysikalische Frequenzen auf. Am schlimmsten ist es, wenn der Mensch mit Worten auf Gott, in Wirklichkeit aber auf Niederes wie etwa Geld oder auch auf eine Seele ausgerichtet ist. Eine solche Bewußtseinsspaltung durch Götter neben Gott, ein solcher Schwingungssalat zerreißt uns fast. Ein anderes Phänomen ist, daß wir registrieren, wenn gefühlsmäßig verbundene Menschen an unseren Menschen denken. Der Volksmund spricht dann vom Ohrklingeln. Das erzeugen wir.

O: Man merkt, daß ihr eng mit dem Gehirn zusammenarbeitet.

Ohren: Tatsächlich, insbesondere mit der Zirbeldrüse, die ja von Descartes als Sitz der Seele aufgefaßt wurde.

O: So ist also eine Gleichgewichtsstörung im Äußeren auch ein Hinweis auf ein mangelndes inneres Gleichgewicht. Wir danken euch. Nachdem wir nun beim Gleichgewicht waren, bietet sich das vegetative Nervensystem zum Besuch an. Hallo, Nervus sympathicus und Nervus vagus.

EBENE DES VEGETATIVEN NERVENSYSTEMS

Veget.: Auch wenn ihr es nicht mehr hören könnt, wir leiden, wenngleich unterschiedlich: Der Sympathicus als Anspannungsnerv ist überarbeitet, der Vagus als Entspannungsnerv kommt kaum zum Zuge.

A: Kann man dies mit den Nebennieren vergleichen, deren Adrenalin ja auch vom Sympathicus verwendet wird?

Veget.: Die Nebennieren leiden wie wir unter Hektik, Streß und Disharmonie. Wir werden dadurch labil. Früher nannte man es richtig vegetative Dystonie, wenn kein Rhythmus mehr – wie beim Pendel – zwischen Belastung und Leistung einerseits und Ruhe und Stille andererseits besteht. Im Moment existiert der Sympathicus-Tonus 17 Stunden am

	Tag, während der Vagus auf 7 Stunden beschränkt ist und nur mühevoll im Schlaf dem Körper Erholung und Regeneration bringen kann. Man kann auch sagen: starke Betonung von Yang gegenüber Yin.
O:	Weshalb macht der Mensch diesen Fehler?
Veget.:	Zum einen ist es ein Zeichen der Zeit, denn die Stressoren nehmen ständig zu: TV, EDV, Handys, überhaupt der Elektro-Magneto-Smog, das ständige künstliche Licht, der Kaffeekonsum, alles dient dem Mithalten, dem Überleben im kapitalistischen System. Zum anderen ist der Mensch selbst schuld, denn er macht sich Disstreß, indem er nicht in sich ruht, indem er seine Lebenssituation nicht bejahen kann, sondern ständig dem vermeintlichen, noch unerreichten Glück hinterherrennt, das er so aber nie erreicht. Auch die Partnerschaft leidet darunter, daß er in ihr seine Erfüllung und sein Glück verfolgt.
A:	Steht das nicht in der amerikanischen Verfassung, die jedem die »*pursuit of happiness*«, die Verfolgung des Glücks, ja die Jagd auf das Glück garantiert?
Veget.:	Sicher eine löbliche Absicht. Was aber daraus wurde, ist unmenschlich, ein Kampf von jedem gegen jeden. Auch unser Mensch hat sich die falschen Maßstäbe angeeignet, die vom wahren Weg zum Selbst wegführen und statt dessen das Ego antreiben wie einen Hund, dem man an einer Angel eine Wurst vor die Nase hält. Mit etwa 40 Jahren sind wir und ist auch der Körper ausgelaugt, so daß kein Glück mehr zu erwarten ist. Die restlichen Jahrzehnte sind ein Kampf mit den Beschwerden und den Krankheiten, also eher ein Vegetieren.
O:	Demnach ist das Sprichwort Realität, das besagt: Bis zum 40. Lebensjahr machen wir uns kaputt, um Geld zu verdienen, danach geben wir das ganze

Geld aus, um wieder gesund zu werden. Wie ein Hamster in seiner Lauftrommel. Was empfehlt ihr unserem Menschen?

Veget.: Die Basis müßte das Annehmen des Ist-Zustands sein, mit der Betonung des Positiven darin. Das ständige Suchen nach Besserem, zumeist erfolglos, das ständige Vergleichen und Konkurrieren mit Neid und Mißgunst müssen aufhören. So, wie es ist, ist es gut. Schließlich ist die Gegenwart kein Zufall – es gibt keinen Zufall –, sondern das eigene Produkt der eigenen Vergangenheit, für die der Mensch selbst die Verantwortung trägt und auch tragen sollte. Wer sonst? Und jegliche Veränderung sollte stattfinden in Form einer inneren Entwicklung, die ohne Stille als Vagus-Zustand nicht möglich ist. Der Mensch merkt doch selbst, daß z.B. sein Sonnengeflecht als eines unserer Zentren oft verkrampft ist, so daß er ein Energieloch im Oberbauch spürt. Könnten wir arbeiten, wie wir wollen, autonom, dann würden wir dies wieder regulieren. Aber er läßt uns nicht.

A: Wir danken für diese Vorlesung. Ihr habt tatsächlich den Überblick. Nun gehen wir zum zentralen Hormonsystem, nicht weit entfernt von hier.

EBENE DES ZENTRALEN HORMONSYSTEMS

O: Früher wußte niemand, daß das Gehirn in der Lage ist, Hormone zu produzieren, die dann andere Drüsen steuern.

Horm.: Was heißt steuern? Dies wäre ja nur von oben nach unten. Wir aber sind die Spitze einer Reihe von Regelkreisen und befinden uns in ununterbrochener Rückkopplung mit den Hormonen unserer Drüsen, deren Istwerte wir mit den Sollwerten vergleichen. Jede Abweichung wird sofort korrigiert.

A:	Toll. Somit seid ihr dafür zuständig, daß die Körperfunktionen auf dem Mittelweg bleiben?
Horm.:	Das ist auch zu einfach gesehen. Denn alles dies hat seinen Rhythmus: Tages-, Wochen-, Vier-Wochen- und Jahresrhythmus. Jedenfalls, sofern der Mensch uns nicht ins Handwerk pfuscht mit seinem unrhythmischen Lebensstil. Außerdem müssen wir reagieren, wenn Reize oder gar Gefahren von außen kommen, dann legen wir richtig los.
A:	Eine echte Leistung. Und wie kommuniziert ihr nach oben?
Horm.:	Du meinst, zum übrigen Gehirn? Enge Beziehungen natürlich. Schließlich müssen wir zusammen mit den vegetativen Nerven alle Impulse von oben dem Körper übermitteln, durch Anregen oder Bremsen, je nachdem.
O:	Was belastet euch dabei am meisten?
Horm.:	Einmal ein unnatürliches Leben, ohne Beziehung zur Natur und zum Kosmos, statt dessen in eisernen Käfigen wie Automobilen oder Stahlbetonhäusern. Dort kommen keine natürlichen Wellen und Informationen hinein, kein Erdmagnetfeld, keine Schumann- Resonanzen, nur technisches Frequenzen-Chaos. Dies kann uns regelrecht lahmlegen, was bei der alle Wellen aufnehmenden Zirbeldrüse dazu führt, daß das Melatonin »spinnt«. Pigmentstörungen, Melanome und Schlaflosigkeit sind die Folgen.
O:	Und was wirkt noch negativ?
Horm.:	Wir regeln ja auch die weiblichen und männlichen Sexualhormone. Daraus ergibt sich, daß wir eine Polarität benötigen, daß der Mann Mann und die Frau Frau ist. Das ist nicht selbstverständlich, denn die Männer sind entweder hart – als Panzer – oder weich, aber selten stark, und die Frauen imitieren sie zunehmend, in falsch verstandener Emanzipation. So entstehen vermännlichte Frauen bzw. Män-

ninnen, was den Vorderlappen der Hypophyse durcheinander bringt, mit entsprechenden Hormonstörungen.

O: Hat dies auch zu tun mit dem Nicht-Annehmen der Rolle bzw. der Situation, in die ich gestellt bin?

Horm.: Natürlich. Der Mensch akzeptiert nicht mehr, daß alles eine Aufgabe beinhaltet, die es zu lösen gilt, bevor etwas Neues beginnen kann. Er will sich nicht stellen, weder der Aufgabe, das Ego zum Selbst zu transformieren, noch den partnerschaftlichen oder beruflichen Problemen. Lieber flüchtet er, ruhelos hoffend, das, der oder die jeweils Neue brächte die Erlösung. Da aber Gleiches Gleiches anzieht, wird er nur immer mit sich konfrontiert und kommt vom Regen in die Traufe.

A: Ähnliches hörten wir schon. Aber bei euch konzentriert es sich offenbar, eurer Aufgabe entsprechend. Nachdem wir nun sahen, wie falsche Gedankenmuster sich auswirken, wollen wir zu den Gedanken selbst gehen, zum Intellekt, der bevorzugt in der Großhirnrinde zu Hause ist. Guten Tag.

EBENE DER GEDANKEN, DES INTELLEKTS

Intel.: Nach dem, was ich so mitbekam, bin ich ja recht verrufen. Zwar bezeichnet man mich als das, was die Menschen von den Tieren unterscheidet, was doch die Krone der Schöpfung sein müßte, andererseits sei ich zu groß geraten bzw. im Homo sapiens zu sehr gewachsen. Hört ihr das auch über mich?

A: Ja. Aber beruhige dich, dies kommt doch nur durch deinen Mißbrauch zustande. Du als Medium kannst nichts dafür, wenn der Mensch dich falsch, also übertrieben und unausgewogen verwendet.

Intel.: Ihr könnt mir glauben, daß auch ich leide, wenn der Mensch mich für einen Hochmut heranzieht, sich auf- und andere abwertet und schließlich noch meinen Speicherinhalt, das Wissen, überheblich weitergibt, ohne es selbst im Leben umgesetzt zu haben.

O: Wahrscheinlich weiß er nicht, daß er um so viel unter anderen steht, wie er glaubt, über ihnen zu stehen. Der Weise weiß, daß er nichts weiß, und er wird demütig. Er wird auch niemanden überzeugen wollen, sondern ist einfach, als Vorbild. Missionarischer Eifer kann so nicht entstehen, jeder ist frei.

Intel.: Herrlich, wenn ich mir das vorstelle. Dann könnte ich ohne Druck leben und arbeiten.

A: Welche negativen Gedanken stören dich heute?

Intel.: Es ist einfach die Aversion, einmal gegen die Menschen, dann auch gegen sich selbst. Diese Ablehnung zeigt sich in vielerlei einzelnen Gedanken, mit dem Wunsch des Rückzugs ins Schneckenhaus, in die innere Emigration. So viele Eigenschaften anderer lehnt er ab, ohne sie als Spiegel anzusehen. Tut er dies aber, lehnt er dann auch sich selbst ab. Wenn er allein ist, stellt ihn das auch nicht zufrieden, denn er braucht die Energie der Nächsten. So entsteht häufig eine Unzufriedenheit, die er durch das Werten und Urteilen zu kompensieren versucht, um vor sich und der Welt gut dazustehen.

O: Was wäre dein Rat an ihn?

Intel.: Das Positive auch im Negativen zu sehen, statt das Negative auch im Positiven. Er sollte lernen, sich zu freuen, auch bei kleinen Anlässen, und die Gefühle zulassen. Dies ist besonders wichtig, denn er machte schon einmal einen Kurs für positives Denken, was dann dazu führte, daß er mit auswendig gelernten positiven Satzformeln die Gefühle zu überdecken versuchte. Dies mißlang natürlich.

A: Dann siehst du also keinen Gegensatz zwischen dir und der Gefühlswelt?

Intel.: Mitnichten. Wir würden gerne in bester Harmonie

	miteinander leben, wenn es uns der Mensch erlaubte.
O:	Eine gute Perspektive für unseren nächsten Besuch, in der Gefühlswelt. Grüß Gott.

EBENE DER GEFÜHLE, EMPFINDUNGEN UND AFFEKTE

Emot.:	Wir danken für die Ehre eures Besuches. Ihr wißt, daß wir ein Schattendasein führen, obwohl wir soviel Gutes bewirken könnten, denn in uns liegen die Schlüssel für die Erkenntnis und die Evolution.
A:	Ich weiß, ihr seid sanft und seid das Warten gewöhnt. Aber irgendwann kommt auch der verstandesbetonteste Mensch darauf, daß er ohne euch stagniert und im Inneren verarmt. Welches Potential stünde unserem Menschen zur Verfügung, wenn er, der »Links-Hirner«, auch eure rechte Hemisphäre einbeziehen würde!
Emot.:	Das Schlimme ist, daß unsere Unterdrückung, der Deckel auf unserem Topf bewirkt, daß wir zu einem Tümpel degenerieren, ohne Bewegung und Aktivität. Wenn dieser Tümpel dann voll wird und zu stinken beginnt, müssen wir Anteile ins Tiefenreservoir, ins Unterbewußtsein verdrängen, wo sie sich in die Magma eines Vulkans verwandeln, der irgendwann ausbrechen muß.
A:	Verstehe ich richtig, daß alles Verdrängte sich abwärts entwickelt und eines Tages als negativer Affekt zum Ausbruch kommt?
Emot.:	So ist es. Allenfalls eine Blockade bzw. Verstarrung kann die Explosion verhindern, wie z.B. eine Parkinsonsche Krankheit. Das Entweder-Oder lautet hier: Gefühle leben, anschauen, klären, bereinigen oder Gefühle verdrängen, verhärten, krank werden. Vielleicht sterben Männer früher als Frauen, weil sie sich diese Gefühlshygiene nur selten, allenfalls

am Stammtisch in eher dürftiger Form zubilligen.

O: Und das Ausleben eurer negativen Anteile bringt wohl keine Lösung?

Emot.: Eine Erleichterung, natürlich, aber die Menschen der Umgebung leiden darunter, was als Verstoß gegen die Bergpredigt einen Soll-Saldo ergibt und später doch wieder eine Klärung und Auflösung verlangt.

O: Es führt offenbar kein Weg daran vorbei, euch anzunehmen und – falls negativ – ins Positive umzuwandeln.

Emot.: Unser Mensch versuchte als scheinbaren Ausweg, mittels Fanatismus und Kasteiung sich z.B. seine sexuellen Sehnsüchte auszutreiben. Es war erfolglos, denn nach Unterdrückung dieses Haupttriebs kamen Nebentriebe zum Vorschein, die sich als schlimmere Neigungen wie etwa Gewalt zeigten. Es ist nun einmal so, daß Verdrängtes sich herabentwickelt, eventuell pervertiert, aber nie verschwindet. Keine Energie geht verloren, sagt die Physik. Sie wandelt sich nur von selbst um in eine qualitativ niedrige Form wie Wärme, oder ich wandle sie selbst um in eine höherwertige Form.

A: Unschöne Triebe kann man natürlich bemänteln in Form eines gutbürgerlichen Verhaltenskodex'. Nützt das etwas?

Emot.: Eine solche Pseudo-Harmonie, solche unechten Fassaden-Gefühle, mit denen man sich gegenseitig in Watte packt, um selbst nicht erwischt zu werden, sind natürlich eine Lüge, die zutage kommen muß. Weder die göttlichen Gesetze noch Seele und Körper lassen sich betrügen.

O: Dazu gehört sicher auch, wenn man »*um des lieben Friedens willen*« mit seinen Gefühlen hinter dem Berg hält und dem Gesprächspartner nach dem Mund spricht.

Emot.: Natürlich. Dies ist noch schlimmer, als wenn man

mit unschönen Worten seine Meinung kundtut. Zwar ist das Gegenüber dann verletzt, aber es weiß, woran es ist, und so sind eine Verständigung und eine Einigung immerhin möglich, während beim Verschweigen die negative Energie unter der Oberfläche bestehen bleibt.

A: Das »Platzen« ist somit zwar besser als ein kalter Krieg, aber auch keine Lösung. Welches Verhalten wäre denn nun richtig, wenn ich mich über einen Menschen aufgeregt habe und es weder herunterschlucken noch herausschreien möchte?

Emot.: Die Bergpredigt gibt dazu Hinweise. Ich sollte zunächst einmal annehmen, was er sagt, denn ein Teil der Wahrheit dürfte schon darin sein. Keine Aussage ist völliger Unsinn. Insoweit ich mich errege, sollte ich mich fragen, was von dem, das mich erregt, ich auch in mir habe. Denn nur bei einer Resonanz in mir kann es mich erregen. Nach dieser Erkenntnis flaut die Erregung schon ab, und ich kann beginnen, Verständnis für den anderen zu entwikkeln, indem ich mich in ihn hineinfühle: »Warum sagt er das so? Warum sieht er das so? Was hat ihn dazu veranlaßt? Was ging dem voraus? Hätte ich es in seiner Situation nicht auch ähnlich getan?« So entsteht eine Basis des Verstehens, und dann kann ich mit dem Vergeben und eventuell Um-Vergebung-Bitten beginnen. Wichtig ist, daß ich mir klarmache, daß die Veränderung in mir bereits ähnliche Gefühle im anderen auslöst, wieder über das Phänomen der Resonanz. Es entsteht so durch positive Rückkopplung eine Aufwärtsspirale.

O: Meist aber dringen doch beide aufeinander ein, wollen sich durchsetzen und beim anderen einen Kniefall bewirken. So wird der freie Wille eingeengt, jeder fühlt sich unter Druck, beide reagieren wie Kampfroboter.

Emot.: Würden die Menschen nur dieses eine göttliche Ge-

	setz respektieren, den freien Willen jedes Nächsten zu berücksichtigen, wie jeder auch seinen Willen von anderen berücksichtigt haben möchte, entstünden kaum noch Konflikte. So aber entstehen neue karmische Bindungen zwischen den Menschen, die wieder gelöst werden müssen.
A:	Was ist eigentlich mit der Liebe: Bedarf sie nicht der Bindung?
Emot.:	Das ist leider die gängige Auffassung, deshalb gibt es auch soviel Eifersucht. Aber kein Mensch gehört einem Menschen! Es gibt einen Buchtitel: »Die Liebe ist das Kind der Freiheit« (M.L. Moeller, rororo-Sachbuch 33117, Reinbek, 1986). So ist es von Gott vorgesehen. Dann sind auch die Gefühle echt und nicht Folge einer Eigenliebe. Liebe in einer Partnerschaft ist nur möglich, wenn jeder mit sich selbst so im reinen ist, daß er auch allein leben könnte. Der Satz: »Ich kann ohne dich nicht leben« ist ein Widerspruch in sich, denn dieses Leben ist kein Leben. Jedes einengende oder besitzen-wollende Gefühl ist an sich Egoismus.
O:	Starke Worte, und wie verschieden von der Realität. Wir danken euch und begeben uns zur Nachbarin, der Seele.

EBENE DER SEELE

O:	Grüß Gott, Seele.
Seele:	Mit Freude habe ich die Worte der Gefühlswelt gehört. Sie waren mir aus dem Herzen gesprochen. Denn wie sehr leide ich darunter, wenn der Mensch Vorstellungen und Erwartungen an andere hat, die natürlich nicht erfüllt werden, weil sie nach dem göttlichen Gesetz nicht erfüllt werden dürfen, und dann folgen Enttäuschung, Selbstmitleid, Verbitterung bis hin zur Menschenfeindlichkeit und Isolierung.

O: Ist das Ego nicht grundsätzlich isoliert?

Seele: Allerdings. Diese Tatsache wird nur verbrämt durch Vortäuschungen. Ein Beispiel: Am Grab weinen die Angehörigen um den teuren Verblichenen. Sie schluchzen: »Welch ein Verlust! Nun haben wir dich nicht mehr; was sollen wir nur ohne dich tun? Du fehlst uns so!« Analysiert man diese Sätze, sieht man, daß es ihnen nicht um die Seele des Toten geht, sondern nur um sich, um ihr Selbstmitleid, um die verlorengegangene Energie. Sie denken nur an den erlittenen Mangel (»Wie konnte er mir das antun, mich allein zu lassen«), verbrämen es aber als echte Trauer. So ist das Ego.

O: Wie ist eigentlich deine Beziehung zu deinem Ego?

Seele: Es wurde gebildet durch alle früheren Verstöße unseres Menschen gegen die göttlichen Gesetze und ist wie eine Hülle um mich gelegt, die mich belastet. Ich nehme das Ego an, wie es ist, und versuche, es immer wieder mit Hilfe von Gewissensimpulsen zu durchdringen. Wenn ich mich konsequent auf das Positive im Negativen ausrichte, kann ich es sogar lieben.

A: Warum versucht das Ego, sich so mit Gewalt durchzusetzen?

Seele: Weil es Angst hat, aufgelöst zu werden, also kann man es quasi als eine Existenzangst bezeichnen. Deshalb kompensiert es ununterbrochen diese Angst, dieses schwarze Loch für seine Energie, und möchte seine Bedeutung bestätigt haben, durch Zuwendung, Aufwertung etc. Und wenn es einen Schock bekommt, z.B. durch scharfe Kritik oder Entzug von Liebe, verzweifelt es fast und fällt in einen tiefen Pessimismus. Als späte Folge kann es zu einer Blut- oder Lymphkrankheit kommen.

O: Was tust du, um dies zu vermeiden?

Seele: In den freien Willen des Ego darf ich nicht eingreifen. Ich kann ihm nur übermitteln, daß es nicht darum geht, es zu vernichten, sondern sich zu entwikkeln und umzuwandeln. Es könnte sich und damit dem Körper viele Probleme, Leid und Krankheiten ersparen, wenn es nicht immer wieder denselben egozentrischen Programmen folgen würde. Also liegt eine Veränderung im ureigenen Interesse des Ego. An diesem Punkt, glaube ich, kann ich sein Interesse wecken.

A: Welche Ziele stellst du dem Ego vor Augen?

Seele: Die Umsetzung einiger geistiger Gesetzmäßigkeiten, die trotz langer Bekanntheit in der Menschheit immer noch nicht bekannt sind:

- Es gibt kein Schicksal, nur ein Machsal, d.h., nichts wurde mir geschickt, sondern ich habe alles selbst gemacht. Die Gegenwart ist die Frucht meiner Vergangenheit, so wie die Zukunft Frucht meiner Gegenwart sein wird.

- Ändere ich mich nicht, zwinge ich das »Schicksal«, mich zu ändern. Leben ist lernen, freiwillig oder unter Druck, entweder – oder.

- Es gibt keinen strafenden Gott, Gott ist die reine Liebe. Aber Er läßt das Gesetz von Ursache und Wirkung zu, da die Aufwärtsentwicklung des Universums über die Polarität der Materie und über das Erleben des Negativen dessen Grundgesetz ist.

- Das Leben im Körper ist wie ein Schultag im ewigen Sein, mit dem Ziel, die Vollkommenheit des wahren Selbst wieder zum Ausdruck zu bringen. Wer dazu nicht an sich arbeitet, an dem wird gearbeitet, nach dem alten Motto der Lehrer: *Wer nicht hören will, muß fühlen.*

- Ich bestimme durch mein Ja oder Nein meine Wege, meine Umwege, die Freude, das Leid, ich bin Schöpfer meines Lebens.

– Sage ich ja, erhalte ich Hilfen durch höhere Geistwesen, sage ich nein, werde ich beeinflußt von belasteten Seelen. Ich entscheide.

– Sich ärgern heißt: Ich will nicht lernen. Will ich etwas halten, gibt das Leben mir Nachhilfeunterricht, bis ich es loslasse. Andernfalls werde ich es verlieren.

– Lebe ich nach den göttlichen Gesetzen, z.B. der Bergpredigt, so ist es meine Selbstverwirklichung, denn mein Wesen ist göttlich.

O: Wie wirkt dies auf das Ego?

Seele: Es ist recht verstockt und schafft es sogar, in Form eines Masochismus das Leiden zu mögen, um es nicht vermeiden zu müssen. Aber als sicher gilt, daß steter Tropfen auch diesen Stein höhlt.

A: Liebe Seele, wir wünschen dir Erfolg und den Frieden. Dürfen wir nun deinen göttlichen Kern aufsuchen?

EBENE DES GEISTES

Geist: In mir sehr ihr den reinen göttlichen Anteil, den jeder Mensch und jede nicht inkarnierte Seele in sich trägt. Ich bin unbelastet und unbelastbar.

A: Wenn der Mensch dich wirken läßt, ist er auf Gott ausgerichtet?

Geist: Ja. Daran hapert es aber öfters. Unser Mensch will es – wie er es sieht – leichter haben. Das heißt, er hält sich an materiellen Dingen fest: Gehalt, Besitz, Erfolg, Karriere, Pensionsanspruch, Lebensversicherungen, und glaubt, damit abgesichert zu sein.

O: Das heißt, er ist auf die Materie ausgerichtet?

Geist: Insoweit er davon das Heil und eine Geborgenheit erwartet, stimmt es leider. Schon mehrmals allein in den letzten einhundert Jahren verloren die Menschen alles, dennoch geben sie sich weiterhin der Illusion hin, irdische Sicherheit sei machbar und tragfähig. Und wenn es in einer Reihe von Ländern der Erde exemplarisch schiefgeht, schließt sich die »erste Welt« noch mehr in ihrer egozentrischen Burganlage ein. Dies ist nicht ungeistig, sondern auch unlogisch, denn das Motto: »Den Kopf in den Sand stecken und nach uns die Sintflut« ging noch immer schief.

A: Aber die Ausrichtung auf die Materie ist doch sicher nicht die einzige falsche Ausrichtung?

Geist: Noch folgenschwerer sind spirituelle Experimente ohne hinreichende Basis, d.h., beginnend mit starken Negativprogrammen und damit zum Teil verschatteten Chakren. Wer ohne vorherige spirituelle Entwicklung im Sinne der Bergpredigt anfängt zu »channeln« oder die Chakren zu öffnen, wird erleben, was es heißt (nach Goethes Zauberlehrling): »Die Geister, die ich rief, wird' ich nicht mehr los.« Wer so einmal eine Ausrichtung auf Astralkräfte, also niedere Geistwesen oder erdgebundene Seelen vollzogen hat, wird zu deren Spielball.

O: Viele denken, in der feinstofflichen Welt gäbe es nur reine »Geister«, die den Lehrling vor spiritistischen Besetzungen schützen.

Geist: Natürlich gibt es sie, Dank sei unserem Gott, aber wie auf der Erde auch mindestens so viele Seelen mit schlechten Absichten. Und es gilt das Gesetz »Gleiches zieht Gleiches an«. Wer rein ist, zieht Reines an, wer belastet ist, aber belastete und damit übelwollende Seelen.

Ein Beispiel: Würdest du dich ohne Angst nachts auf eine Bank auf einem Autobahnparkplatz legen und schlafen? Wohl kaum, denn die Gefahr, überfallen und ausgeraubt zu werden, ist doch zu groß.

Jedoch öffnen sich viele Menschen der Astralwelt gegenüber ohne Befürchtungen, ausgenützt und mißbraucht zu werden, obwohl die Seelen dort nichts anderes sind als Menschen ohne Körper, nicht besser und nicht schlechter als die Menschheit hier auf Erden.

O: Und was sind die Folgen?

Geist: Die meisten überschätzen sich und meinen, ihnen könnte nichts passieren. Eventuell aber kennen sie negative Inhalte ihrer Seelenhüllen nicht, die wie Magnete auf Seelen wirken, die ihren Ego-Anteil nicht bereinigten. Hast du z.B. deine Lust am Alkohol verdrängt, zieht dieser Magnet eine Trinkerseele an, die ihren Durst gierig durch dich stillen will: Plötzlich verändert sich dein Verhalten, und du wirst auch ein Trinker. Damit lebt diese Seele durch dich, und sie sieht nicht mehr ein, warum sie dich loslassen sollte. Diese Seele belastet sich dadurch nicht, wohl aber du, der du sie angezogen und damit vom rechten Weg abgebracht hast.

A: Eine Ausrichtung auf anderes als Göttliches ist somit risikoreich, und niemand sollte sich entschuldigen, er habe es nicht gewußt, denn das Gebot »Du sollst keine anderen Götter neben Mir haben« gilt nach wie vor. Kann man ähnliches über Schreib- oder Sprechmedien sagen?

Geist: Ja. Nur annähernd selbstlose Menschen, die vor allem ohne Aufwertung durch ihre Aufgabe und mit Selbstkritik leben, können reine Durchgaben geben. Ihre Bescheidenheit ohne Pharisäertum ist also ein gutes Kriterium für die Wahrheit in ihren Durchsagen. Es gilt auch, daß man sie an ihren Früchten erkennen kann.

O: Welche Fehlhaltungen sind außerdem als Verstöße gegen den Geist zu bezeichnen?

Geist: Das Fehlen einer Sinngebung im Leben wäre anzuführen, wenn du z.B. alle Werte negierst und sagst, alles im Leben sei sinnlos. Dasselbe stimmt für das Nicht-Anerkennen der großen universellen Kräfte: Glaube, Liebe, Hoffnung und Vertrauen. Ist ein solcher Nihilismus eine zeitweilige Haltung, die überwunden wird, kann sie zur Klärung und zur Wahrheit führen, jedoch nicht, wenn sie bestehen bleibt und zu einer Auflehnung gegen das Leben und Gott führt.

A: Wenn man in der richtigen Richtung, also zum Inhalt der Bergpredigt als dem klarsten Ausdruck der göttlichen Gesetze hin arbeitet und *immer strebend sich bemüht*, kann man erlöst werden?

Geist: So ist es. Dies ist der Weg, zugleich zur Heilung von Krankheiten und zum Heil der Seele, denn beides ist untrennbar miteinander verbunden.

O: Wir verabschieden uns. Danke jeder Körperzelle und jedem Organ, denn wir haben viel gelernt. Leben ist lernen, weniger für die Großhirnrinde, mehr für die Seele, geführt von ihrem reinen Zentrum, dem Geist. Und unser Freund, der Körper, hilft uns dabei über die Sprache seiner Organe.

Ein Diskurs zum Thema Krebs

O: Unter den Menschen steht Krebs an erster Stelle in der Skala der Angst, habe ich gehört.

A: Und dies, obwohl Herz-Kreislauf- und Blutgefäßkrankheiten doppelt so häufig zum Tode führen.

O: Sicher deshalb, weil ein Infarkt ein anerkanntes und meist schnelles Sterben darstellt. Krebskranke leiden länger und die Angehörigen leiden mit.

A: Wahrscheinlich. Leider nehmen Krebskrankheiten ständig zu, trotz aller Bemühungen der Medizin. Allerdings muß man sagen, daß zwar viel Geld in die Therapie fließt, hingegen wenig in die Vorbeugung. Das heißt, das Kind wird intensiv umsorgt, nachdem es in den Brunnen fiel und herausgezogen wurde, aber nur wenig wird getan, um das Hineinfallen zu verhindern.

O: Du meinst, das Beachten und Reduzieren von Risikofaktoren, z.B. von Cholesterin und Bluthochdruck, ist in der Infarktprophylaxe üblich, jedoch herrscht hier ein Defizit bezüglich Krebs?

A: Ja. Nur wenige wissen Bescheid über ihr Krebsrisiko.

O: Ich gebe dir eine Aufstellung der Risiken, die zur Krebs-Entstehung beitragen:

1. Störfelder = Foci, z.B. Zahnwurzelherde
2. Dysbiose im Darm, z.B. durch abnorme Bakterienflora
3. Pilze und/oder Parasiten im Darm
4. Säure-Basen-Verschiebung, z.B. Übersäuerung
5. Übereiweißung, z.B. durch eiweißhaltige Luxusernährung
6. Mangel an Mineralien/Spurenelementen, z.B. Selen, Zink, Germanium
7. Mangel an Vitaminen/Pflanzenfarbstoffen/Antioxidantien
8. Sauerstoffmangel, statt dessen Laktat-Überschuß
9. zu viele freie Radikale, zu tiefes Redox-Potential
10. Membranpotentiale erniedrigt durch unnatürliches Leben

11. Immunsystem geschwächt, z.B. durch slow virus-Infekte
12. Anreicherung von Stoffwechsel-Endprodukten
13. Enzymschwäche, vor allem der Bauchspeicheldrüse
14. Intoxikation durch chemische Stoffe
15. Trinkwasserbelastung, z.B. Nitrat, Kohlenwasserstoffe
16. Schwermetallbelastungen, z.B. Quecksilber, Palladium, Cadmium
17. Lymphabflußstörungen, z.B. der weiblichen Brust
18. Elektro-Magneto-Smog, z.B. Handys, PC, Mikrowelle
19. Geopathie, z.B. Verwerfungen, Wasseradern
20. karzinogene Stoffe, z.B. im Tabakrauch
21. ionisierende Strahlen, z.B. Radioaktivität
22. Dauer-Streß mit anschließendem Vagus-Überschuß
23. ungelöste Konfliktsituationen
24. Vordergrund-Hintergrund-Leben

A: Eine lange Liste, die sicher nicht vollständig ist. Aber das Problem scheint mir zu sein, daß in unserer Welt die meisten Belastungen nicht ab-, sondern zunehmen, wenn ich nur an Streß und das Chaos der elektromagnetischen Wellen um uns herum denke, von der Genmanipulation der Nahrungsmittel gar nicht zu reden.

O: Die Grundfrage ist, ob man den Krebs als Zufallsbefund oder als Wirkung von meist langzeitig gesetzten Ursachen betrachtet. Glaubt man, daß letzteres zutrifft, so sollte auch jeder Mensch eine individuelle Vorbeugung betreiben.

A: Wie könnte diese aussehen?

O: Bezüglich jedes dieser 24 Risiken bzw. bzw. möglichen Auslösern stelle ich dir Möglichkeiten zur Vorbeugung vor:

1. Sanierung des Gebisses, z.B. Entfernen der toten Zähne
2. vegetarische Kost, Heilerde, Kefir, Probiotika, Laktobazillen
3. Grapefruitkern, Schwarzkümmel, Oreganum, Wermut, Gelbwurz, Ingwer

4. milchsauer vergorene Gemüse/Früchte, Bikarbonat, Kartoffeln
5. eiweißarme Kost, z.B. als Trennkost, Enzyme
6. Algen (Kelp, Chlorella, Spirulina, blaugrüne Algen), Ginseng, Lauch
7. Saft einer Zitrone oder Grapefruit pro Tag, geriebene Äpfel/Karotten
8. Waldspaziergänge, Walking, Atemtraining, Lüften
9. Frucht- und Gemüsesäfte, rote Bete, mediterrane Kost
10. Magnet-Resonanz-Therapie im nanoTesla-Bereich
11. Topinambur, Sonnenhut (Echinacea), Propioni-av.-Bakterien, Calcium
12. Tees: Lapacho, Zinnkraut, grüner Tee; Okoubaka, Salzbäder
13. Papaya, Ananas, Avocado, vergorene Früchte, Bitterstoffe
14. Natur, viel gutes Wasser trinken, Chelate (als Tabletten), Heilerde
15. Filtern, Destillieren, zumindest Abkochen, mineralarme Quellwässer
16. Ersatz von Amalgam und palladiumhaltigem Gold durch Keramik
17. bequeme BHs, Lymphdrainage, Vibrationstherapien
18. Netzfreischalter, Abstand halten, Neutralisierungsgeräte
19. Ausmessen der Wohnung, der Bettplätze, »Wanderer im eigenen Heim«
20. Meiden von Rauch und Abgasen; Filtergeräte, Wasserstaubsauger
21. Meiden von Wild, Waldprodukten, Röntgen, Szintigraphien
22. Anspannungs-Entspannungs-Rhythmus normalisieren
23. Bereinigen entsprechend den Anweisungen der Bergpredigt
24. Image-Denken ablegen, Ehrlichkeit auch über/zu sich selbst

A: Dies würde für die meisten eine völlige Umstellung des Lebensstils bedeuten. Wäre das nicht fanatisch?

O: Alle Punkte zu realisieren ist natürlich nicht machbar. Aber es wäre schon viel gewonnen, wenn sich jeder seine gröbsten Fehler heraussuchen und abändern würde. Und nur dann ist ein zukünftiges Gesundheitssystem noch bezahlbar.

A: Wie ich sehe, ist es auch ein Zeichen der Zeit, daß das Gemeinschaftsgefühl der Menschen, welches in schlechten Zeiten entstand, verlorenging. Die Solidarsysteme werden vom einzelnen nicht mehr unterstützt, sondern eher geplündert, obwohl er oft selbst die Ursache für seine Problematik bzw. Krankheit setzte.

O: Wenn z.B. jemand vor seinem Partner in eine Krankheit flüchtet und dann, da ihm/ihr kein Arzt helfen kann, von Arzt zu Arzt läuft und große Kosten verursacht, sollte dann die Versicherung von ihm/ihr verlangen, sein/ihr Problem zu lösen?

A: Man sollte ihn/sie dabei unterstützen, durch psychologische Hinweise, durch dieses Buch, durch Pflanzenheilmittel und Bachblüten, also Hilfe zur Selbsthilfe. Wenn er/sie sich weigert, dies anzuwenden, wäre es gerechtfertigt, die Unterstützung einzustellen.

O: Nach den göttlichen Gesetzen hat jeder den freien Willen zur Entscheidung über sich, als Folgerung daraus aber auch die Verantwortung für sich. Die Gesellschaft kann Hilfe anbieten, darf aber keinen Druck ausüben und muß ein Nein respektieren, kann aber aus dem Nein ihre Konsequenzen ziehen. Niemand darf zu seinem vorgeblichen Glück gezwungen werden.

A: Daraus resultiert wieder eine sanfte Medizin, denn nur sie zwingt den Körper und den Menschen zu nichts, sondern läßt ihm die Entscheidungsfreiheit und die Selbstbestimmung. Der reale Medizinbetrieb jedoch läuft eher ab nach dem Motto: »Und bist du nicht willig, so brauch' ich Gewalt.« Die sogenannten definitiven Methoden wie Operationen, Bestrahlungen, Organtransplantationen und Genmanipulationen nehmen einen immer größeren

Raum ein und gelten als die Zukunftsoptionen der Medizin.

O: Dies entspricht leider auch der im Verhältnis der Staaten zueinander üblichen Methoden: Druck und Einmischung, der Stärkere setzt sich durch. Man sieht, daß die Menschheit noch ein Stück des Weges zu gehen hat, bis sie die Bergpredigt umgesetzt haben wird.

A: Vielleicht sollten wir zum Abschluß dieses Diskurses noch einmal zusammenfassen, welche Haltungen und Verhaltensweisen nicht in Übereinstimmung mit der Bergpredigt sind?

O: Gut, es sind:

Jede Form der Freiheitseinengung von anderen, z.B. Bindung, Beeinflussung, Zwang, Pflicht, Schuldzuweisungen, Erwartungen, Intoleranz, überzeugen wollen, Andeuten, Flehen, Ungeduld, Sorge, Durchsetzung, Kontrolle, Manipulation, das Beste für den anderen wissen oder wollen, Konkurrenz, Rivalität, Versprechungen, Belohnungen, Vortäuschen, Lügen zum Nachteil anderer;
Wunsch nach Anerkennung, Lob, Zuwendung, Liebe, Dankbarkeit; kurz gesagt: dem Nächsten Energie abnehmen oder abnehmen wollen;
ebenso Einengungen von mir selbst: Bigotterie, Frömmelei, Prüderie, Heiligkeit, Märtyrertum, Selbstverleugnung, Selbstverherrlichung, Selbstgerechtigkeit, Stolz, Hochmut, unechte Bescheidenheit, Fanatismus, gut dastehen wollen, Ehrgeiz, Status-Denken, Geltung, Macht, Isolation, Rückzug, beleidigt sein, Scham, Traditionen, Riten, Zeremonien, Konformität, Anpassung.

A: Die Liste ist sicher unvollständig, aber dennoch für viele bereits übertrieben und nicht realisierbar. Ich denke nur einmal an den Komplex Traditionen und Riten: Weshalb soll die Rückbesinnung auf die Vergangenheit negativ sein?

O: Wir haben alle unsere eigene Vergangenheit im Gepäck in Form unserer karmischen Belastungen. Diese sollen wir lösen, was nicht möglich ist, wenn wir entsprechend den Vorgaben leben, die in früheren Leben galten. Es käme dann zu keiner Weiterentwicklung. Jede Zeit hat ihren Geist, und sollte die Geister früherer Epochen ruhen lassen. Wenn z.B. im vor uns liegenden Jahrtausend des Wassermann-Zeitalters die Maßstäbe des zum Glück abgelaufenen Fische-Zeitalters gelten würden, mit seinen Kriegen, seiner Orientierung an der Quantität und am Profit, seiner Umweltzerstörung, wo kämen wir dann hin? Es bliebe nur der Untergang.

A: Aber es macht Spaß, sich vorzustellen, es gäbe eine Gesellschaft, in der die Bergpredigt gelebt werden würde. Wäre es nicht wunderbar, ein solches Leben zu führen?

O: Dies ist unsere Vision. Denn bedenken wir, daß in den letzten 2000 Jahren nur wenige die Bergpredigt verstanden bzw. gar verwirklichten, daß sie aber eigentlich für das Wassermann-Zeitalter gedacht war, in dem viele sie als Entwurf sowohl für sich als auch für die Gesellschaft betrachten werden.

A: Darauf freue ich mich.

O: Ich auch. Die Zeit ist reif dafür.

Glaube, Wissen und Heilkunde

A: Wenn es auf der Welt mit rechten Dingen zuginge, müßten die Inhalte des Glaubens, des Wissens und der Heilkunde übereinstimmen, oder?

O: Es gibt nur eine Wahrheit, die allerdings nicht vollständig, sondern nur in Teilaspekten auf der Erde bekannt ist. Insoweit die Aspekte korrekt sind, fügen sie sich widerspruchsfrei ineinander. Sofern Widersprüche bestehen, ist dies ein Beweis dafür, daß Fehler existieren, daß Teile unwahr sind.

A: Beleuchten wir einmal den real existierenden Glauben. Ziehen wir dazu als Zeugnis das Vaterunser und das Apostolische Glaubensbekenntnis heran.

O: Gut, beginnen wir: »Unser Vater« –

A: Dies klingt gut, denn wir sind doch alle Kinder des Einen Gottes und somit alle Brüder und Schwestern.

O: »... der Du bist im Himmel.«

A: Ein korrekter Teilaspekt Gottes, der sich Seine Form gab und in dieser im Zenit des immateriellen Universums lebt, wie viele und irgendwann wieder alle Geistwesen, auch wir. Sich jedoch vorzustellen, ein alter Mann mit Bart wohne in einem Himmel, der abgehoben vom materiellen Universum sei, ist falsch. Viel wichtiger ist, daß Gott alles in allem ist, daß Er alles durchdringt und durchwirkt, daß nichts wäre ohne Ihn. So ist Er auch in jedem von uns jederzeit präsent.

O: Suggeriert der Satz nicht, daß Gott getrennt sei von der Erde und ihren Bewohnern?

A: Leider ja. Der Satz stellt eine Distanz her: Wir hier, Du, Vater, dort, weit weg, so daß es für den Kontakt einer Vermittlung bedarf, z.B. durch Heilige oder Maria. In Wahrheit kennt Er jeden Gedanken, bevor wir ihn denken. Nicht einmal ein Blatt bewegt sich ohne Seinen Willen, was heißt, daß nichts im Universum ohne Seine Kenntnis und gegen Seinen Willen geschieht.

O: So müßte es wohl heißen: »... der Du bist in allem und in jedem von uns.« Nächster Satz: »Geheiligt werde Dein Name.« – Was sagst du dazu?

A: Dürftig. 1. Das »werde« beinhaltet, daß er es nicht ist und erst werden soll. 2. Das »geheiligt« liegt nahe bei den Heiligen, also gestorbenen Menschen, was ich als unpassenden Vergleich ansehe. 3. Warum Sein Name? Es geht nicht um Namen, ob nun Allah oder Manitou, sondern um die Vorstellung, die ich mit Ihm verbinde, die mich mit Ihm verbindet, ob ich also einen liebenden oder einen strafenden Gott in mir habe, und Ihn lieben kann.

O: Besser wäre vielleicht: »Gepriesen seist Du, Gott, der Eine.« Damit kommt es den Psalmen Davids nahe, die ja die Menschen stark innerlich ansprechen. Dann: »Dein Reich komme« –

A: Wenn es erst kommen soll, so fehlt es demnach. Wer so denkt, braucht und erwartet passiv einen Messias, statt das Reich in sich selbst aufzubauen. Jeder sollte sich zu einem Teil des Reiches entwikkeln, dann entsteht es von selbst. Und warum: »Dein Reich«? Wir als Kinder Gottes haben Teil daran und sind ein Teil davon.

O: So könnte man sagen: »Unser aller Reich entstehe.« Und dann folgt: »Dein Wille geschehe« –

A: Eine Gotteslästerung, denn es besagt, daß Sein Wille zumindest zum Teil nicht geschieht. In Wahrheit geschieht ausschließlich Sein Wille, nur erkennen wir ihn nicht. Zudem würde es einen Verzicht auf unseren freien Willen, das größte Geschenk Gottes an uns, bedeuten.

O: Somit wäre eine Möglichkeit: »Dein und unser freier Wille geschieht.« Dann: »... wie im Himmel, so auf Erden.«

A: Wieder diese absurde Trennung und Distanz. Der

Himmel kann doch in jedem von uns sein, wie auch die sogenannte Hölle, je nach unserem Bewußtsein. Und wieder der Zweifel an der Allmacht Gottes, dessen Wille immer und überall geschieht, sogar auf dem Planeten Erde.

O: Besser wäre somit: »... in der materiellen Welt wie in den reinen Welten.« Dann folgt: »Unser täglich Brot gib uns heute« –

A: Gott gibt jedem, was er braucht. Wer nicht genug hat, muß sich fragen, wie er selbst diese Situation verursacht hat und was er daraus lernen soll. Denn die Selbsterkenntnis ist der Sinn der Not. Ein Zweifel an der Liebe und Gerechtigkeit Gottes ist unangebracht, statt dessen sollte man sich mit dem Gesetz von Ursache und Wirkung beschäftigen, einem der Materie angepaßten Aspekt des göttlichen Gesetzes. Im übrigen ist mit Brot am ehesten das geistige Brot, von dem die Seele lebt, gemeint.

O: Besser wäre demnach: »Vater, hilf uns bei der täglichen Selbsterkenntnis und deren Folgerungen.« Weiter geht es: »Und vergib uns unsere Schuld«-

A: Gott zu unterstellen, Er vergäbe eventuell eine Schuld nicht, ist infam. Real ist es so, daß Er jede Schuld vergibt, deren Vergebung wir bei unserem Gegenüber erlangt haben. Aber auch nur diese, da Er andernfalls Sein Gesetz außer Kraft setzen würde. Es liegt also an uns, zu bereuen und um Vergebung zu bitten. Im übrigen schwingt hier die alte und finstere Idee eines zürnenden Gottes mit.

O: So wäre es besser: »Und laß uns bereuen und um Vergebung bitten, so daß Du uns unsere Schuld vergibst.« Folgend: »... wie auch wir vergeben unsern Schuldigern.«

A: Hier geht mir der Hut hoch: Wir als Vorbilder für Gott bezüglich des Vergebens?! Umgekehrt wird ein Schuh daraus. Würden die Menschen nur vergeben statt nachzutragen und Rache zu üben, sähe die

Welt besser aus. Noch überwiegt das Auge-um-Auge-Prinzip bei weitem.

O: Eine verständliche Entrüstung. Vielleicht sollte man sagen: »... wie wir es Deinem Vorbild folgend tun.« Jetzt kommt der Hammer: »Und führe uns nicht in Versuchung«-

A: In der Tat schon wieder eine Gotteslästerung. Unser nur liebender Gott führt Seine Kinder nie in Versuchung, allenfalls prüft er die, welche Seine Nachfolge angetreten haben, hinsichtlich der Stärke ihres Glaubens. Hiermit werden menschliche Schwächen auf Gott übertragen. Diese unsere Schwächen führen uns in Versuchung, und Gott läßt es zu, da Er unseren freien Willen beachtet.

O: Demnach ist es klar: »Führe uns in der Versuchung.« Dann: »... sondern erlöse uns von dem Bösen.«

A: Gott tut alles, was Er dazu tun kann, ohne Sein eigenes Gesetz zu verletzen. Jedoch hat das sogenannte Böse eine Funktion, nämlich, als Polarität zum Guten die Evolution der Menschen und Seelen voran zu bringen. Dies kann nicht einfach aufgehoben werden, sondern verlangt, daß jeder seinen Beitrag geleistet hat, so lange, bis wir alle, dem Gesetz von Ursache und Wirkung entstiegen, wieder vor dem Rosentor der reinen Welten stehen. Es liegt an jedem einzelnen und seinem Beitrag, wie lange dies dauert.

O: Alternativ hieße dies: »... und steh uns bei, dem Bösen zu widerstehen.« Zum Schluß folgt: »Denn Dein ist das Reich und die Kraft und die Herrlichkeit in Ewigkeit.«

A: Wie schon gesagt, ist es unser aller Reich. Gegen Kraft, Herrlichkeit und Ewigkeit ist nichts einzuwenden.

O: So schließe ich: »Denn Dein Geschenk ist die Liebe, aus Deiner Kraft und Herrlichkeit, in Ewigkeit.«

A: Fassen wir diesen Versuch einer Umformung des Vaterunsers in Richtung auf die Wahrheit zusammen:

Unser Vater,
der Du bist in jedem von uns,
gepriesen seist Du, Gott, der Eine.
Unser aller Reich entstehe,
Dein und unser freier Wille geschieht
in der materiellen Welt wie in den reinen Welten.
Vater, hilf uns bei der täglichen Selbsterkenntnis
und deren Folgerungen
und laß uns bereuen und um Vergebung bitten,
so daß Du uns unsere Schuld vergibst,
wie wir es Deinem Vorbild folgend tun.
Führe uns in der Versuchung
und steh uns bei, dem Bösen zu widerstehen.
Denn Dein Geschenk ist die Liebe,
aus Deiner Kraft und Herrlichkeit, in Ewigkeit.
Amen.

O: Übrigens, was hältst du von dem Argument, das Vaterunser sei uns von Jesus Christus selbst gegeben worden und daher nicht veränderbar?

A: Schön wäre es! Das Neue Testament wurde so sehr verfälscht, daß von Originalzitaten keine Rede sein kann. Daher sollten wir uns nicht an die Worte halten, sondern uns fragen, ob der Sinn im Zusammenhang mit dem Ganzen und insbesondere mit der Bergpredigt korrekt ist.

O: Gehen wir nun zu dem Gebet, das sich nicht auf die Bibel beruft, sondern das Werk von Menschen ist. Es ist das Apostolische Glaubensbekenntnis der katholischen Kirche. Es beginnt: »Ich glaube an Gott, den Vater, den Allmächtigen, den Schöpfer des Himmels und der Erde.«

A: Ein guter Beginn, nichts einzuwenden.

O: Weiter: »… und an Jesus Christus, Seinen eingeborenen Sohn, unsern Herrn, empfangen durch den Heiligen Geist, geboren von der Jungfrau Maria.«

A: Man sollte unterscheiden zwischen dem Geistwesen Christus und Seiner Inkarnation Josua ben Joseph, auch Jesus genannt. Jesus war Mensch, Christus als der Christus (der Erlöser) ist der erstgeborene Sohn Gottes. Die Dualität von Mensch/Materie und Geistwesen/Seele im Körper, die wir alle als Zerreißprobe erleben, war infolge Seiner gewaltigen Energie und Strahlkraft besonders schmerzhaft.

Weshalb das dogmatische Bestehen auf der unbefleckten Empfängnis, wenn andererseits der Stammbaum (quasi das Genmaterial) Jesu auf David zurückgeführt wird, was ohne die Spermien Josephs schwerlich möglich war? Weshalb traut man Maria und Joseph nicht einen reinen Liebesakt anläßlich der Zeugung zu? Ich sollte wohl die Ablehnung der Sexualität und einer unverheirateten Partnerschaft durch die katholische Kirche einfach löschen, statt mich zu erregen.

O: Weiter: »… gelitten unter Pontius Pilatus.«

A: Eine Schuldverschiebung, denn Pilatus wollte die Kreuzigung nicht. Er folgte dem Beschluß des Hohen Rates der Pharisäer und Schriftgelehrten, da diese darauf bestanden und »wusch seine Hände in Unschuld«. Jedoch ist die Hierarchie des Vatikans diesem Rat sehr ähnlich, weshalb Pilatus als Sündenbock herangezogen wird.

O: Dann: »… gekreuzigt, gestorben und begraben.«

A: Kurz nach Seinem Tod dematerialisierte Er seinen Körper, so daß dieser sich nicht mehr in der Grabkammer befand.

O: Es folgt: »… hinabgestiegen in das Reich des Todes.«

A: Eine griechische Vorstellung (Hades, eventuell von Paulus eingeführt), denn ein solches Reich existiert nicht. Es kann sich nur um ein Zusammentreffen mit Satanas gehandelt haben, mit dem Zweck, ihn nach der Erfüllung des Auftrags Jesu Christi von der Aussichtslosigkeit seines Plans zu überzeugen und zur Rückkehr zu bewegen. Dies gelang.

O: Dann: »... am dritten Tage auferstanden von den Toten.«

A: Die zugrundeliegende »Ganztot-Theorie« ist Unsinn. Sie hält den unbeseelten Körper für wichtig und veranstaltet Zeremonien mit ihm, da sie die Bedeutung der ewig lebenden und sich – wenn nötig – reinkarnierenden Seele nicht kennt. Dementsprechend braucht es keine Auferstehung. Die Seele des Christus war rein, löste sich vom Vehikel Körper, erfüllte noch einige Aufgaben und begab sich zurück zu Ihrem Vater. Entsprechend tut es jede Seele, die kein Karma mehr trägt und dann als reines Geistwesen zu bezeichnen ist.

O: Sodann: »... aufgefahren in den Himmel; er sitzt zur Rechten Gottes, des allmächtigen Vaters.«

A: Sieht man einmal von der wertenden Erde (= unten)- und Himmel (= oben)- Vorstellung mit gar noch Thronsesseln ab, ist dies korrekt.

O: Anschließend: »Von dort wird Er kommen, zu richten die Lebenden und die Toten.«

A: Es gibt weder ein Gericht noch einen Richter noch eine ewige Verdammnis noch eine Hölle. Das »Gericht« spielt sich in der Seele ab, solange sie belastet ist und sich nicht evolutiv aus den karmischen Verstrickungen gelöst hat. Als »Richter« arbeitet das Gesetz von Ursache und Wirkung, das alle Gefühle, Gedanken, Worte und Handlungen am göttlichen Gesetz mißt und die Zuwiderhandlungen der Seele zur Erkenntnis einspiegelt. Die Folge ist seelisches Leiden. Da die Reinkarnationen dafür sorgen, daß jede Seele sich hin zur Läuterung entwikkelt – denn wer will schon immer und immer wieder leiden –, wird eines Tages auch die verstockteste Seele Christus und Seine Lehre anerkennen und zu Ihm zurückkehren. Tote Körper sind bedeutungslos. Es handelt sich hier um die gravierendste Falschlehre der Kirchen. Mit der Drohung durch das Gericht und die Verdammnis wurden und werden die Gläubigen gefügig gehalten und auf einen bedauerlichen Irrweg geführt, der im Einzelfall eine Sackgasse sein kann.

O: Schließlich: »Ich glaube an den Heiligen Geist.«

A: Eine unnötige Konstruktion, die wohl den alles durchdringenden und schöpferischen Aspekt Gottes wiedergeben soll. Weiß man dies, ist kein Heiliger Geist notwendig.

O: Nun aber: »... die heilige katholische Kirche.«

A: Etwas Pharisäerhafteres gibt es wohl nicht, konkret gesagt: Eigenlob stinkt. Man muß sich nur die von Deschner so exakt dargelegte Blutspur der Kirche über fast 2000 Jahre anschauen. Auch die Basis (»auf diesen Felsen will Ich Meine Kirche bauen«) ist mehr als dürftig belegt und fragwürdig. Zudem handelt es sich hier um einen ungewöhnlichen Hochmut gegenüber allen anderen Kirchen und Glaubensrichtungen auf der Erde. Allein damit richtet sich die katholische Kirche selbst.

O: Diese Reaktion konnte ich mir denken. Dann folgt: »... die Gemeinschaft der Heiligen«.

A: Ein ähnlicher Unsinn, reines Menschenwerk. Die Heiliggesprochenen waren zum Teil Fanatiker, zum Teil psychisch krank im Sinne von Autismus oder Schizophrenie, zum Teil waren ihre Geschichten und Prozesse verfälscht und politisch beeinflußt. Christus sagte nie etwas dergleichen; das Prinzip der Heiligsprechung widerspricht der Bergpredigt. Daß Geistwesen und auch hochentwickelte Seelen

Menschen helfen können, im Sinne von Lehrengeln und Schutzgeistern, bedarf keiner Frage. Diese betrachten sich jedoch als »Hände Gottes« und sind nicht daran interessiert, berühmt oder direkt angesprochen zu werden.

O: Ein schönerer Satz: »Vergebung der Sünden«.

A: Wunderbar.

O: Weniger gut: »Auferstehung der Toten«.

A: Da Seelen nie tot sein können, sondern nur entseelte und verwesende Körper, kann auch kein Toter auferstehen. Das »Ruhe in Frieden« auf den Grabmälern ist das Schlimmste, was man einem Verstorbenen wünschen kann, denn es bedeutet: »Hocke als erdgebundene Seele auf deinem Grab und entwickle dich nicht weiter.« Grausig.

O: Ende gut, alles gut? »... und das ewige Leben«.

A: Hier füge ich nur hinzu: »... für alle Seelen, in Gemeinschaft mit Gott, dem Vater, dem Einen«.

O: Sollte man dieses Glaubensbekenntnis neu und richtig formulieren?

A: Dies ist mir zu mühsam. Ich denke eher darüber nach, wie man erklären kann, daß ein auf derart schwachen Füßen stehendes Glaubensgebäude immer noch von mehr als einer Milliarde Menschen für wahr gehalten wird.

O: Zum Glück wenden sich immer mehr Menschen einem neuen, spirituellen Christentum zu, das mit der Bergpredigt übereinstimmt.

A: Und wie ist die Beziehung zwischen Glauben und Wissen?

O: Es besteht bezüglich des Wissens eine Analogie zum Glauben: Zwar existiert ein wahres Wissen über die Zusammenhänge und Abläufe im physischen Universum, dies ist jedoch nur in Teilaspekten bekannt. Die Wissenschaft schafft mühsam winzige Mosaiksteine heran, ohne die Zusammenhänge zu sehen. Da so auf der Erde anerkannte Glaubens- wie auch Wissensgebäude viele unkorrekte Inhalte haben, bestehen auch viele Widersprüche zwischen Glauben und Wissen.

A: Wie kann denn wahres Wissen gefunden und bekannt werden?

O: Es gibt zwei Zugangswege: einmal die innere Schau als Ad-hoc-Erkenntnis und zum zweiten die Ableitung über Hypothese und Forschung in Form der bekannten Wissenschaft.

A: Diese Methode, die Wissen schafft, führt dazu, daß von einer Halbwertszeit des Wissens von einigen Jahren gesprochen wird, was heißt, daß alle paar Jahre die Hälfte des Bekannten sich als veraltet bzw. falsch erwiesen hat und ersetzt werden mußte.

O: Betrifft dies auch das über Erkenntnis gewonnene Wissen?

A: Kaum. Wir wissen, daß die großen Wissensvermehrer der Menschheit jeweils Geistesblitze (»Heureka«) hatten, das heißt, die Erkenntnisse kamen über sie quasi wie Momentaufnahmen in Form einer inneren Schau. Die Erkenntnisse waren bzw. sind dann für alle Zeiten korrekt, ohne eine Halbwertszeit.

O: Gibt es Beispiele?

A: Ja, etwa alle großen griechischen Philosophen, Denker und Mathematiker, z.B. Platon, Pythagoras und Aristoteles.

O: War das eine Form der Magie?

A: Eben nicht, da die Realität umgehend die Richtigkeit der Erkenntnisse bewies. Denken wir an Sokrates, der seine Einsichten zeichnend und kommunikativ besprach und an der Wirklichkeit überprüfte. Denn so ist auch das Experiment durchaus angebracht, weil es nach dem Vorliegen einer Schau nicht fehlgehen kann.

O: Im Gegensatz dazu stelle ich mir einen heutigen Wissenschaftler vor, der bei einem Kongreßvortrag mit stolzgeschwellter Brust sagt: »Wie wir heute wissen, ist folgendes eine Tatsache.« Dies besagt doch, daß das Wissen von gestern, welches aber ebenso überzeugt vorgetragen wurde, überholt ist, unzureichend oder falsch war und daß das heutige Wissen in einigen Jahren ebenso veraltet sein wird. Dennoch wird das im Moment jeweils vorhandene Wissen regelmäßig für die Wahrheit gehalten und alles, was dem nicht entspricht, wird nicht anerkannt. Paradox.

A: Und viele Menschen glauben der Wissenschaft, aber nur, weil sie nicht wirklich »wissen«.

O: Sie sind autoritätsgläubig, weil sie nicht wissen, daß jeder in der Tiefe seiner Seele alles weiß und daß jedem prinzipiell die innere Schau zur Verfügung steht. Jedoch verhindern Streß, Veräußerlichung, angelernter Wissensstoff und vor allem der Ballast im Unterbewußtsein zumeist den Zugang.

A: Gibt es neuere Beispiele für diese erfolgreiche Art der Wissenserweiterung?

O: Ein gutes Beispiel ist Leonardo da Vinci, der Universalgelehrte. In jüngerer Zeit ist die Geschichte von Edison und Tesla bekannt geworden, den Entwicklern der Anwendung elektrischer und Wellen-Phänomene. Beide waren geniale Erfinder und Konkurrenten. Edison setzte sich durch, da er realistischer war, während die Erfindungen Teslas seiner Zeit so weit voraus waren, daß sie z.T. heute noch auf ihre Realisierung warten. Dies ist typisch für die innere Schau.

A: Und was bedeutet dies nun für die Beziehung von Glauben und Wissen?

O: Da beide – so gesehen – derselben Quelle entstammen, sind sie nur zwei Seiten einer Medaille, nämlich eine immaterielle und eine materielle Seite.

Sind sie hingegen rein intellektuell zusammengebasteltes Menschenwerk, häufen sich die Widersprüche und Gegensätze.

A: Ein Beispiel?

O: Nehmen wir die Geschichte von Galilei und dem Papst. Die Wahrheit war und ist, daß sich materiell die Erde um die Sonne dreht und nur ein winziges Körnchen im Universum darstellt. Spirituell gesehen allerdings hat die Erde das Privileg, als Ort einer negativen Auslese, als Planet mit der stärksten materiellen Ausprägung ihrer Bewohner in allen Bewußtseinsstufen sowie als Schule für alle Seelen im Weltall in dessen Zentrum zu sein. Man kann somit sagen, daß sich im übertragenen Sinne alles um sie dreht. Der Vatikan wollte die spirituelle Bedeutung der Erde mangels einer Glaubenswahrheit physisch verstanden wissen und beharrte darauf, während Galilei wiederum die Astronomie korrekt sah, jedoch bar tieferer Einsichten war. So kollidierten sie zwangsläufig: Glauben ohne Spiritualität gegen Wissen ohne Erkenntnis. Es begann das Zeitalter des Rationalismus.

A: Was ist der grundsätzliche Unterschied zwischen einer Wissensschau und dem wissenschaftlichen Vorgehen?

O: Die Schau erhält ein Bild eingespiegelt, das ganzheitlich alles enthält. Details können daraus abgeleitet werden. Hingegen stellt die Wissenschaft Hypothesen auf, analysiert, zerlegt also eine unbekannte Ganzheit und versucht anschließend, die Details zusammenzufügen wie ein Puzzle, dessen Gesamtbild sie nicht kennt. Es ist klar, daß dies sehr schwierig ist und oft mißlingt, abgesehen vom Problem der Unschärferelation Heisenbergs, die experimentell-eingreifend gewonnene Ergebnisse fragwürdig macht.

A: War denn von daher das Mittelalter vorbildlich?

O: Sicher über eine kurze Phase des Frühmittelalters, als die Kaiser noch eine innere Beziehung zu Gott hatten, ähnlich David, und sich zu Recht als von Gott eingesetzt betrachteten. Bald jedoch verlor sich dies. Zum Glück allerdings bestritten die Kaiser dem Papst seine Stellvertreterschaft Gottes, sonst wäre die Dunkelheit der folgenden Jahrhunderte mit Kreuzzügen und Inquisition noch schwärzer geworden.

A: Braucht Gott einen Stellvertreter auf Erden?

O: Da Er jeden persönlich führt, der sich führen läßt, ist diese Behauptung eine Herabsetzung Gottes und ein ungewöhnlicher Hochmut.

A: Gab es nicht schon immer einen Kampf zwischen den Priestern und denen, die das innere Wort bzw. die Schau hatten?

O: Natürlich, denn die Priesterkaste wollte immer Gott verwalten, Ihn präsentieren, repräsentieren und instrumentalisieren, alles gleich und beim alten lassen, während das innere Wort aufrührt, die Realität am göttlichen Gesetz mißt und Mängel abändern will, im Sinne der Evolution.

A: Somit ein ähnlicher Gegensatz wie zwischen Wissenschaftlern und solchen, die wahres Wissen schauen.

O: Ja. Zum Glück siegen die Wissensverwalter immer nur kurzfristig, dann fallen sie in Vergessenheit, während sich langfristig die Wahrheit durchsetzt.

A: Wie paßt nun die Heilkunde in dieses Szenario?

O: Korrekter Glaube kombiniert mit korrektem Wissen resultiert in einer guten Heilkunde, alles andere ist Medizinbetrieb. Schauen wir in die medizinische Vergangenheit: Die wesentlichen Erkenntnisse von Hippokrates oder Paracelsus sind heute so aktuell wie damals, denn beide waren Schauende, die ihr so erhaltenes »Know-how« jedoch ständig mit den Erfahrungen verglichen. Dadurch lernten sie nie aus.

A: Und der Gegensatz?

O: Die verknöcherten Schulen der akademischen Medizin aller Zeiten. Extreme waren die Disputate über die Schriften des Galenos über viele Jahrhunderte ebenso wie das seit Pasteur und Virchow aufgestellte Dogma, die Erreger seien wichtiger als das Milieu und müßten mit allen Mitteln getötet werden oder man müsse einen Tumor mit Stahl, Strahl und Zytostatika bekämpfen, anstatt die Ganzheit des Menschen wieder zu normalisieren, beginnend beim Ausgangspunkt der Psyche.

A: Und die Grundlage der psychischen Rekonstitution sollte die Bergpredigt sein, denn sie ist über alle davon letztlich abgeleiteten Behandlungen hinaus die zentrale Säule, will man Harmonie als Basis der Gesundheit bewahren oder wiederherstellen.

O: Kann man sie eigentlich auch schauen?

A: Auf der Erde existiert inzwischen eine Vielzahl von Durchgaben aus der geistigen Welt, die fast alle – neben Übermittlungsfehlern – dieselben zentralen Wahrheiten der Bergpredigt enthalten, mit der Betonung auf Frieden – durch Vergebung und Um-Vergebung-Bitten – und Freiheit – durch das Leben und Beachten des freien Willens.

O: Offenbar ist das Energiefeld der Bergpredigt zu Beginn des Wassermann- Zeitalters so stark geworden, daß ein Sich-Entziehen zunehmend schwer fällt, vor allem im Bereich der psychischen Heilungen. Das ist gut so.

Eine neue Medizin? Rückschau

Die Geschichte der Heilkunde reicht naturgemäß bis in die Zeit der Entstehung der Menschheit im Sinne des Homo sapiens zurück. Sie beinhaltet das bewußte und gezielte Einsetzen von Mitteln oder Methoden im Anschluß an die Erkenntnis einer Gesundheitsstörung oder Erkrankung. Dies unterscheidet uns von den Tieren, die instinktiv Therapiemethoden einsetzen, indem sie z.B. bestimmte Kräuter essen, sich in die Erde eingraben, fasten oder sich in die Einsamkeit zurückziehen.

Die heutige Schulmedizin betrachtet sich als ihre höchste Entwicklungsstufe, sicherlich korrekt, wenn man chemische Vorgänge und deren Beeinflussung als Maßstab nimmt, aber wohl nicht korrekt, wenn man die physikalischen, vor allem elektromagnetischen Prozesse im Menschen heranzieht. Hier waren die Chinesen bereits ca. 3000 vor Christus mit ihrer Ausprägung der Akupunktur als einer Form der Energiemedizin der westlichen Medizin voraus.

Seit mindestens 5000 Jahren existieren Diagnostik und Therapie, womit die Heilkunde über das Anwenden rein magischer Praktiken und Riten hinausging. Die Kräuterheilkunde war immer ein wichtiger Teil davon.

Das erste uns bekannte Beispiel ist das Kräuterbuch von Kaiser **Cheng Nung**, ca. 3000 vor Christus. Das Hauptprinzip darin ist die Entgiftung, vor allem in Form des Abführens mit Hilfe des Rhabarbers. Dieser kann als eine der ältesten Heilpflanzen betrachtet werden. Entscheidend für dieses Buch ist der logische Aufbau: 1. Symptom: Verschlackung, z.B. erkennbar als Verstopfung, 2. folgerichtige Gabe eines Mittels, 3. erwünschte Wirkung: Befreiung des Darms von Parasiten.

Das Denken in **Ursache-Wirkung-Beziehungen** ist uns heute selbstverständlich. Dies war jedoch über lange Zeit nicht so, als dieses Wissen nur Eingeweihten, Wissenden vorbehalten war, denn das Volk sollte in seiner magischen Vorstellungswelt verhaftet bleiben, um es besser beherrschen zu können.

Eine Publizierung solcher Zusammenhänge hatte – in Europa erstmals durch Hippokrates – revolutionären Charakter. Wir dürfen uns nicht über eine Unkenntnis in diesem Bereich erheben, bedenken wir nur einmal, daß die Ärzteschaft noch im späten 19. Jahrhundert den Zusammenhang zwischen den schmutzigen Händen der Geburtshelfer und dem Kindbettfieber leugnete und das Händewaschen ablehnte, weshalb **Semmelweis** bekanntlich aus Wien vertrieben wurde.

Huang Hu schrieb vermutlich 2000 v. Chr. Sein »Buch des gelben Kaisers über innere Medizin«. Er führte den Begriff des Qi ein und meinte damit eine Körperenergie, die mittels der Polaritäten Yin und Yang das Gleichgewicht aufrechterhält. Zur Harmonisierung dienten die Akupunktur und die Moxibustion. Dies wird in der Gegenwart des fortschrittlichen Europa wiederentdeckt. Zu unserer Rehabilitation ist anzuführen, daß die Analyse der Haut der Gletscherleiche Ötzi ergab, daß gezielt Hautnarben an Akupunkturpunkten gesetzt worden waren, die seinen Krankheiten entsprachen. Daraus kann man schließen, daß zur Zeit der Kelten das Wissen auch in Europa existierte, später aber verloren ging.

Um dieselbe Zeit entstanden in Indien die **Veden**, religiöse Schriften mit heilkundlichen Kapiteln. Neben der Ayurveda-Kräutermedizin wird dort z.B. auch die Anwendung von Magnetsteinen empfohlen, etwa bei Meditationen zum Zweck der Absenkung und gegen Schmerzen.

Ebenfalls gleichzeitig wurde in Ägypten der **Kahun-Papyrus** geschrieben. Darin wird u.a. empfohlen, bestimmte Kräuter in Verbindung mit Gebeten um die Hilfe der Götter anzuwenden. Man kann dies als frühe Ganzheitsmedizin auffassen.

Ca. um 1600 v. Chr. entstand der umfangreiche **Papyrus Ebers**, welcher über 800 Rezepte und viele Hinweise enthält. Bezüglich der Ziele der ägyptischen Heilkunde ergibt sich, daß sie vor allem die drei Seelen des Menschen stärken wollte, damit dieser so vollkommen wie möglich ins Jenseits gelangt, denn dort erst mußte unter großem Einsatz die Unsterblichkeit erworben werden. Somit bestand eine enge Beziehung zwischen Körper und Seele, die sich gegenseitig vergiften oder aber heilen konnten.

Eine schlechte Stimmung, ein betrübter Gemütszustand zeigten an, daß sich die Seelen im Körper unwohl fühlten und darauf eventuell reagieren würden durch Schmerzen oder eine Krankheit. Dieser Zustand mußte ersetzt werden durch Selbstbewußtsein, Kraft und Freude, um eine Krankheit zu vermeiden und um voller Energie ins Jenseits übertreten zu können.

Parallel setzten die Ärzte vielerlei Mittel ein, z.B. Rizinus, Sennesblätter oder Koloquinten gegen das Roemheld-Syndrom (Herzschmerzen durch hochgedrücktes Zwerchfell bei Blähungen) und wieder zur Entgiftung. Man sieht also auch im alten Ägypten sehr gute Ansätze zu einer Ganzheitsmedizin von Geist, Seele und Körper.

Thales von Milet übernahm ca. 650 v. Chr. ägyptische Lehren und formte sie um. Er sah alles Irdische als von einem Vitalgeist beseelt und belebt an. Neben dieser Mythologie war er Naturwissenschaftler und behauptete, daß es keine Wirkung ohne Ursache gäbe und daß man diese finden könne mit Hilfe von Verstand, Logik und Beobachtung. Damit legte er den Grundstein für eine europäische Philosophie und Heilkunde.

Um dieselbe Zeit (auch die von Buddha, Kung Futse, Laotse, Zoroaster und anderen) entstand in Griechenland die Heilkunde der Asklepiaden. Sie sahen ihren Ursprung in **Asklepios**, einem Sohn des Apollon, der durch den ersten beschriebenen Kaiserschnitt zur Welt gekommen sein soll. Er heilte nach Pindar durch das Wort, die Elemente und das Messer, also durch psychologische Gespräche, Pflanzen und Steine sowie durch die Chirurgie.

Es gab keine Heilung ohne moralische Evolution, ohne Beherrschung der Leidenschaften, z.B. mit Hilfe des Theaters. Geheilt wurde in Kultstätten, wo Priester gleichzeitig Polikliniken betrieben. Jede Heilung geschah durch die Götter, die ja in allem waren; der Arzt war nur Gehilfe.

Ein Asklepiade und Philosoph war **Heraklit**, der das *panta rhei* lehrte, also das ständige Fließen und Sich-Verändern aller Dinge. Der erstrebenswerte Zustand der Harmonie entsteht über die Spannung zwischen zwei Polaritäten nach deren Ausgleich, ähnlich Yin und Yang, ähnlich dem dualen Aufbau des Vegetativums. Dementsprechend war eine Hauptursache für das Erkranken oder Nicht-Gesunden das Festhalten an etwas, das Nicht-Zulassen des Fließens, der Evolution.

Es war **Hippokrates**, der als Asklepiade die Basis bereitete für die Heilkunde bis heute. Um 460 v. Chr. geboren, belebte er die Kultstätten neu und errichtete sein Zentrum auf der Insel Kos. Weite Anfahrtswege der Patienten waren nötig und beabsichtigt. Dort wurde eine Synthese angestrebt von geistes- und naturwissenschaftlicher Auffassung der Medizin, von Psychoanalytik, Soziologie, Seuchenprävention, Lebensstillehre, Meditation, Heilschlaf und ganz konkreter Behandlung der Beschwerden.

Er sah keinen Gegensatz zwischen der natürlichen und der spirituellen Krankheitsursache, beides spielte und wirkte zusammen. Ein übles Wasser einerseits und die Strafe der Götter andererseits konnten gemeinsam z.B. eine Cholera ausgelöst haben. Durch das Erforschen der körperlichen Ursache konnte der Arzt die mögliche jenseitige Ursache erkennen.

Er erhob eine ausführliche **Anamnese** (Krankengeschichte), die auch die Familiensituation, die Ernährung, Gewohnheiten, Landschaft, Arbeits-, Wohn- und sonstige Umwelt mit einbezog. Für die klinische Untersuchung benutzte er alle Sinnesorgane und den Verstand, er beachtete dabei: Schlaf, Träume, Gedanken, Gesten, Tränen, Juckreiz, Stuhlgang, Urin, Auswürfe, Erbrechen,

Anfälle, den Tagesverlauf, Schwitzen, Kühle oder Wärme, Schüttelfrost, Husten, Niesen, Schluckauf, Aufstoßen, Art der Atmung, Blähungen, Art der Winde, Blutfluß und Hämorrhoiden. Dieser Ablauf einer Eingangsuntersuchung des Patienten ist sicher unübertrefflich und auch heute noch vorbildlich.

Voraussetzung für eine Heilung war für Hippokrates eine Aussöhnung mit den Göttern, ein Zurückfinden auf den richtigen Weg, von dem der Kranke abgekommen sein mußte. Dies wiederum beinhaltete die **Selbsterkenntnis**, inwiefern der Kranke zuvor gegen den Willen bzw. die Gesetze der Götter verstoßen hatte. Dies war 400 Jahre vor Christus der Ansatz der Bergpredigt.

Er definierte die Medizin: »Sie ist die Kunst, die heilsamen Verfahren der Natur nachzuahmen«, und sagte: »Das beste Mittel ist in vielen Fällen, kein Mittel zu verordnen.« Zur Krankheit: »Sie ist keine selbständige Wesenheit, sondern der sich ständig verändernde Zustand, in dem sich der Körper des Patienten befindet, ein Kampf zwischen der Eigendynamik der Krankheit und der natürlichen Selbstheilungstendenz des Körpers.« Ärztlicher Hochmut war ihm fremd.
(Zitate nach: Kruse-Jarres, J.D.: Die Medizinschule von Kos. Lab.med. 10; BDL 133 (1986)).

Hippokrates gründete viele Schulen, die Aesculapiae, als medizinische Akademien. Aus der Schule von Alexandria ging um 250 v. Chr. ein bemerkenswerter Schüler hervor: **Erasistratos**.

Er ging über die alte Lehre der vier Säfte hinaus und bezog Krankheiten auf Veränderungen, die er bei Sektionen von Organen fand. Er unterschied zwischen motorischen und sensorischen Nerven, fand ihren Ursprung im Gehirn und verlegte dorthin auch Seele und Geist. Auch die Funktion des Herzens als Kreislaufpumpe beschrieb er bereits richtig. Dennoch war für ihn die alles durchdringende Lebenskraft das »Pneuma«, ähnlich dem Qi, wie ein »unsichtbarer Dampf«, Damit war er für über 1500 Jahre seiner Zeit voraus.

So hatte sich die Heilkunde im Bereich der alten Hochkulturen aufwärts entwickelt, bis die technokratische Zivilisation des Römischen Imperiums die Einheit von naturwissenschaftlicher und geistiger Medizin auf ein Minimum reduzierte.

Repräsentant dieser Stagnation war **Galenos**, um 200 v. Chr. aus Pergamon stammend. Er sah sich als Gipfel der bisherigen Heilkunde. Sein Lehrbuch »System der Medizin« faßte scheinbar alles Bekannte zusammen und wurde daher zum Standardwerk bis ins 17. Jahrhundert hinein. Wer sich auf ihn berief, stand über dem, was die Sinne an Erkenntnissen lieferten.
Durch seine apodiktischen Publikationen engte er die Medizin ein und leistete späteren Dogmatisierungen Vorschub.

Einer seiner eingängigen Gedanken war es, es gebe für jede Krankheit eine bestimmte Ursache und auch eine bestimmte Behandlung. Diese sei nur dem akademischen Arzt zugänglich. Sein System war das des »**anti**«, also gegen Hitze die Kälte, gegen Feuchtes das Trockene und umgekehrt, gegen dickes Blut der Aderlaß, gegen Verstopfung Abführmittel etc. Damit ging in die Heilkunde das Negativprinzip ein, nicht mit dem Körper und seinen Selbstheilungskräften zu arbeiten, sondern gegen ihn, in Form eines Aufzwingens. Dies hat sich bis heute erhalten.

Noch im 17. Jahrhundert geißelte Molière in seinem Theaterstück »Der eingebildete Kranke« die Beschränktheit der Ärzte, welche – sich auf Galenos berufend – als Therapien nur wenige Mittel kannten: den Aderlaß, Schröpfköpfe, Blutegel, Abführmittel und Einläufe, Brech- und Schwitzmittel. So mancher Patient wurde so zu Tode therapiert.

Im Bereich der »**Galenik**«, also der Zubereitung von Arzneimitteln, hatte Galenos ein großes Wissen: z.B. Borretsch als natürliches Cortison, Johanniskraut gegen Depressionen, die rote Bete als Tumormittel, ein Glas Wein pro Tag zur Lebensverlängerung, Enzymwirkungen durch Zugabe von Speichel bei der Medikamentenherstellung. Diese Know-how ging im Verlauf der Jahrhunderte zum großen Teil verloren.

Die Seele war nach Galenos zwar tugendhaft, aber zu schwach, um sich gegen die Natur des Blutes durchzusetzen. Umgekehrt konnte jedoch der Körper, ohne selbst krank zu werden, die Eigenschaften der Seele negativ verändern. Ein Pessimismus also, wonach eher das Sein das Bewußtsein formt als das Bewußtsein das Sein. Damit ist die Möglichkeit einer Evolution des Menschen natürlich erschwert. Möglicherweise war Galenos durch seine Jugend negativ geprägt, da seine Mutter jähzorniger als Xanthippe gewesen sein soll.

Gegen Ende des ersten Jahrtausends waren es die Ärzte der damaligen muslimischen Hochkulturen wie etwa **Avicenna** in Persien, die die Heilkunde hochhielten.

In Europa bestand die Scholastik des **Thomas von Aquin** als die alles überstrahlende Ideologie. Er sah drei Ursachen für Krankheiten: 1. wegen der Sünde (persönliches Versagen wie auch Erbsünde), 2. zur Erprobung der Tugend, geschickt von Gott, und 3. aus unmäßiger Leidenschaft bei verfehltem Lebenswandel. Für die ersten beiden Leiden diente die Gnade als Heilmittel, nur für letzteres die Medizin.
Die Kunst der Ärzte wird weiter relativiert, wenn er sagt: »Gar heilsam kann eine Krankheit sein, wenn sie das Herz in seiner Verhärtung aufbricht, und sehr gefährlich ist eine Gesundheit, die den Menschen doch nur dazu verführt, weiter seinen Lüsten zu frönen.«
Es geht also grundsätzlich um das **Seelenheil** des Menschen, sein Körper ist untergeordnet und nur ein Medium, das der Seele zu dienen hat. Die Inquisition wirft ihre Schatten voraus! Alles untersteht den Absichten Gottes, »der züchtigt, den Er lieb hat, der uns heimsuchen will mit Seinem Heil. Von Lastern geplagt, von Geißeln geschlagen, soll der Mensch sich nicht überheben. Und während er Schmerzen erduldet, wird er abgehalten, das Weltliche zu lieben.«

Auf der Grundlage eines solchen Fundamentalismus bzw. Fanatismus war eine autonome Heilkunde im Mittelalter undenkbar. (Zitate nach: Schipperges, H.: Die Kranken im Mittelalter, C.H.Beck, München, 1990).

Im Umfeld dieser Abwertung der Medizin war es um so verwunderlicher, daß eine Äbtissin als einsame Größe um das Jahr 1100 herum heilkundlich wirkte: **Hildegard von Bingen**.

Wie viele der großen Heilkundigen war Hildegard inspiriert, d.h., sie hatte das innere Wort. Ihr Einfluß war auch deshalb zu Lebzeiten so groß, da sie keinem Streit mit dem Kaiser oder dem Papst aus dem Wege ging. Eine Prägung der Heilkunde über lange Zeit erfolgte kaum, bis sie in der Gegenwart wiederentdeckt wurde.

Hildegard wußte, daß **Körper und Seele untrennbar** verbunden sind. In vielen Rezepten nennt sie beides, z.B. verlangt die Gicht eine Therapie der Zornesausbrüche, verlangen Herzkrankheiten eine Behandlung der Traurigkeit.
Krankheit ist nach Hildegard die Folge, wenn der Mensch seinen Platz in der Schöpfung nicht erkennt oder ihn nicht annimmt. Man würde heute sagen: wenn er sein Selbst nicht in die Realität überführt, nicht lebt.

Gott war für sie nicht in jenseitigen Sphären, unantastbar, sondern der Schöpfer ist in allem, was existiert, für den Menschen gegenwärtig. Zu ihrer Zeit war dies eine ungeheuerliche Aussage! Die Herkunft der Krankheiten war für sie ebenfalls spiritueller Art: Der Mensch war ursprünglich gut und daher ohne Leid und Krankheit. Erst mit der Sünde kam die Krankheit in die Welt. Das Positive aber ist, daß **in jedem Leid die Chance** liegt, zu wachsen und vollkommener zu werden. Erst das Böse bzw. das Leid versetzt den Menschen in die Lage, sich voll dem Licht zuzuwenden, d.h., nach den Gesetzen Gottes zu leben.

Sie sah den Menschen im Zentrum der Schöpfung, als Mikrokosmos im Makrokosmos, mit ständiger Kommunikation zwischen menschlichen Organen und kosmischen Sphären. Auf diese Weise beeinflußte der Mensch das Universum ebenso wie dieses den Menschen, wodurch z.B. Katastrophen Ergebnis menschlichen Fehlverhaltens sein können.

Jedes negative Resultat im Körper wie auch in der Umwelt ist bei ihr die Folge von schlechten oder falschen Gedanken und Handlungen mit der Natur zuwiderlaufenden Wünsche und Neigungen des Menschen.

Daraus ergibt sich eine **Ganzheitsmedizin**, die heute nicht nur in Form ihrer Rezepturen eine Renaissance erlebt. Leider war sie ihrer Zeit zu weit voraus, als daß sie eine Resonanz in der Ärzteschaft des Mittelalters gehabt hätte. Diese folgte noch über Jahrhunderte den Weichenstellungen des Galenos.

Es gab einen großen Heilkundigen, der knapp 2000 Jahre später an Bedeutung mit Hippokrates vergleichbar ist. Es war Theophrastus Bombastus von Hohenheim, der sich selbst **Paracelsus** (neben dem großen Arzt Celsus stehend) nannte.
Geboren 1493 in Einsiedeln/Schweiz, gestorben wohl durch einen Anschlag 1541 in Salzburg, war er zeit seines Lebens ein Außenseiter und lag im Kampf mit den herrschenden Meinungen. Ein Verständnis zwischen den etablierten Mächten und ihm konnte unmöglich bestehen, da seine Ganzheitsheilkunde der universitären Medizin vollständig widersprach. Lebte er noch, würde er die Schulmedizin wie auch die Theologie ebenso heftig angreifen wie zu seiner Zeit.

Betrachten wir sein Umfeld: Es war – wie heute – eine Zeit des **Paradigmenwandels**. Das Weltbild des Mittelalters war dabei zusammenzubrechen, da es seine enge und festgefügte Basis verloren hatte. Mitbeteiligt daran waren der Fall von Byzanz mit der Verbreitung des antiken Wissens über Europa, die Buchdruckerkunst, Kolumbus, Kopernikus, Kepler, Galilei, Luther, Calvin, Zwingli, die Bauernkriege mit Verwendung des Schießpulvers, die Pest, die abschreckenden Borgia-Päpste. Die Kirche befand sich in einem aussichtslosen Kampf mit den neuen Erkenntnissen und Wahrheiten. Sie war dabei selbst zerrüttet und hatte ihre Vorbildfunktion verloren.

Ähnliches galt für die Medizin: konservativ bis reaktionär, starr, verkrustet, ohne Fortschritte, dafür aber intolerant und herrschsüchtig.

Paracelsus war ein **Universalist**, er formte ein neues Weltbild aus Theologie, Philosophie, Volksheilkunde, Astrologie und Alchimie. Die Erfahrungen sammelte er auf großen Reisen und lernte kennen, was Barbiere, Bader, Mönche, Hexen, Mauren, Kelten, Zigeuner und Schamanen ihm zeigen konnten. In Ferrara lernte er ein neues Lebensgefühl kennen: Statt Buße, Askese, Verdrängung und Unterdrückung fand er dort Selbstverwirklichung, Erleben bis zum Ausleben und den Mut, sich zu seinen Neigungen und Bedürfnissen zu bekennen.

In seinem lebenslangen Eintreten für **Ehrlichkeit** und Wahrheit konnte er Bigotterie, Heuchelei und Pharisäertum nie akzeptieren und kam daher oft mit Fürsten und Professoren über Kreuz. Die Auffassung, jede Krankheit sei eine von Gott in seiner Willkür geschickte Strafe, in deren Ablauf der Mensch sich nicht einmischen dürfe, akzeptierte er ebensowenig.

Jede Krankheit war für ihn **Disharmonie** in der Beziehung von Körper, Seele und Geist, untereinander und mit der Natur, der Schöpfung. Die Einheit von Empfindungen, Gedanken, Worten und Taten war für ihn die Voraussetzung für das Gesundbleiben. Er notierte, daß ein einziger falscher Gedanke krank machen könne.
Prinzipiell gab es nur ein »Falsches«, nämlich den Ungehorsam gegen das göttliche Gesetz. Unter Gehorsam aber verstand er nicht das blinde Befolgen eines dogmatischen Verhaltenskatalo-

ges, wie die Kirche es forderte, sondern das Gesetz war für ihn die in jeder Seele angelegte Bestimmung, ihr **Auftrag** für dieses Leben. Er nannte diese dynamische Triebkraft des Lebens den *Archeus*.

Es müsse die Aufgabe jeder Heilkunde sein, den nur noch flakkernden Archeus wider zu einer lodernden Flamme werden zu lassen. Zur Verstärkung von außen her sei dazu die Seele der Mittel, deren *Arkanum* wie geschaffen, das sowohl in den Mineralien, den Elementen, den Pflanzen, wie auch in Worten und Gefühlsregungen vorhanden sei und vom Arzt mittels der *Spagyrik* befreit und zur Wirkung gebracht werden könne bzw. müsse.

Paracelsus unterschied **fünf Krankheitsursachen** und fünf Hauptwege der Heilung. Bezüglich der Auslegung der Verstöße gegen die göttlichen Gesetze untergliederte er:

1. das Ens astrale, d.h. alle Umwelteinflüsse bis hin zu den kosmischen Rhythmen und der Astrologie.
   Krank macht das Sich-nicht-Einfügen in Umwelt, Natur und Kosmos.

2. das Ens venale, d.h. chemische und physikalische Vergiftungen, z.B. durch den Beruf bedingt.
   Krank macht die Zufuhr solcher Mittel in unnormaler, überhöhter Dosis.

3. das Ens naturale, d.h. anlage- und konstitutionsbedingte Leiden, z.B. durch Vererbung.
   Krank macht z.B. das Verhalten der Eltern vor der Zeugung und in der Schwangerschaft.

4. das Ens spirituale, d.h. geistiges Fehlverhalten oder eine Fehleinstellung.
   Krank machen negative Gedanken wie vor allem Sorgen und Angst.

5. das Ense deale, d.h. schicksalhafte Fügungen, heute wohl als Karma zu bezeichnen.
   Krank macht nicht Gott, sondern der Ungehorsam gegenüber Gott, so daß das Gesetz von Ursache und Wirkung zu Tragen kommt.

(Zitate nach: Schipperges, H.: Paracelsus. E.Klett Verlag, Stuttgart, 1974, und: Allgeier, K.: Paracelsus, Heyne-Verlag, München, 1984)

Dementsprechend sind die wichtigsten **Wege zum Heilwerden**:

1. der natürliche Weg, d.h. die Anwendung der Kräfte der Natur, also gesunde Luft, Wasser, Ernährung, Wärme-Kälte-Reize, allgemein positive Heilkräuter,

2. der spezifische Weg, d.h. die Anwendung eines bestimmten Mittels gegen eine bestimmte Krankheit,

3. der charakterale Weg, d.h. Heilung durch die Persönlichkeit des Arztes, und das Vertrauen des Patienten, auch durch Suggestionen, incl. dem heutigen Ausdruck »Placebo-Effekt«,

4. der geistige Weg, d.h. Heilung durch Gedanken- und Gefühlskräfte, Segenswünsche, Selbstmotivation, auch durch Geistheilung,

5. der Glaubensweg, d.h. entsprechend dem Wort Jesu Christi: »Dein Glaube hat dir geholfen. Gehe hin und sündige fortan nicht mehr.«

Heutzutage anerkannt und üblich ist nur der spezifische Weg, wodurch die Medizin sich selbst ihr großes Spektrum auf ein mechanistisches Reparieren von Defekten eingeengt hat. Es ist ersichtlich, daß Paracelsus die **spirituelle Komponente** immer mit einbezog, denn er war ein gläubiger Mensch, nur: nicht im Sinne der Kirchen. Er sah im Katholizismus wie im aufkommenden

Protestantismus die Fehler und sprach sie deutlich auch als Krankheitsursachen an: Dogmen, Angsteinflößung, Drohungen, Strafen, die Erde als Jammertal, ein grausamer Gott und die ewige Verdammnis.

Alles dies konnte er nicht akzeptieren, ja, er hielt eine solche Theologie für eine Gotteslästerung, die natürlich auch zum Gesundwerden nichts beitragen könne. So schrieb er neben seinen medizinischen auch religiöse Bücher, in denen er seinen Gott der Liebe darstellte und mit Ihm gekoppelt die Eigenverantwortung des Menschen.

Bezüglich der **Heilkunst der Ärzte** und der an sie zu stellenden Anforderungen unterschied Paracelsus **vier Säulen**:

1. die Philosophie der **Natur**: Gesund ist das Natürliche. Die Natur ist Gestalt gewordene Philosophie, die Philosophie unsichtbare Natur. Somit muß der Arzt aus der Natur wachsen. Er soll den Patienten mit geistigen Augen durchschauen, als ob dieser durchsichtig wäre. Im Spiegel des Inneren des Kranken muß er die eigentliche Krankheit erkennen, wie sie ist, und nicht, wie er sie sich ausmalt. Gott, Natur und Gesundheit sind eins, dies muß der Arzt wissen und vorleben!

2. die **Astronomie und Astrologie**, damals ohne Widersprüche: Die Vorgänge im Körper laufen synchron mit dem Lauf der Gestirne. Im Menschen ist das Firmament, mit dem Kind wird gleichzeitig sein Firmament geboren. Die Sterne sind zum Dienst am Menschen geschaffen. Aber der Mensch wird nicht von ihnen regiert, denn Gedanken übertreffen das natürliche Licht, Gedanken schaffen einen neuen Himmel, ein neues Firmament, eine neue Kraft, aus welcher neue Künste und Leben fließen. Dies muß der Arzt wissen und seinen Patienten erklären können, wie sie für sich ein neues, ein besseres Firmament schaffen können, über die Evolution der Seele.

3. die **Alchimie**: keine Scharlatanerie, sondern die Kunst, die Natur in vollendeter Form anzuwenden. Gott hat Seine Macht in Kräutern, Steinen, Samen etc. verborgen, und diese Macht, das Arkanum, soll der Arzt suchen und finden in Form der Alchimie. Ein in solcher Art gefundenes und zubereitetes Medikament – z.B. über die Spagyrik – würde den Körper nie vergewaltigen, sondern ihn über die Resonanz mit dem Archeus zur Selbstheilung veranlassen. Damit wird die organische Ursache angegangen und nicht das Symptom unterdrückt.

4. die **Tugend des Arztes**: Er hat ein wahrhaftiger Mann zu sein, kein »Larvenmann«, der sein wahres Wesen hinter einer Maske versteckt. Von einem Heilkundigen sind zu verlangen ein hohes Ethos, höchstes Verantwortungsgefühl, Nächstenliebe und eine Qualifikation, die auf Talent und Erfahrung gegründet ist. Der Arzt darf von keinem Patienten etwas fordern, das er nicht selbst in seiner Lebensweise verwirklicht hat.

Es ist ersichtlich, daß Paracelsus hohe Anforderungen stellte an alle, die Verantwortung tragen. Dem Leidenden gegenüber war er sanft und barmherzig. Sobald dieser sich aber erholt hatte, wurde ihm die Frage nach der zugrunde liegenden **Fehlhaltung** gestellt. Da so mancher Hochgestellte dies nicht hören wollte, erntete Paracelsus öfters Undank und wurde weggeschickt, wenn nicht gar weggejagt.

Wie viele Ärzte seiner Zeit war er zwangsläufig auch Pestarzt, er hatte dabei Erfolge. Jedoch stellte er sich die Frage, warum bei Epidemien manche Dörfer oder Personen ausgespart wurden. Er fand neben der Hygiene die Antwort im Seelischen und sagte, die **Pest** könne sich nur ausbreiten, weil die Seelen der Menschen vergiftet wären, in Form von Angst und Unfrieden. Somit erahnte er bereits die Bedeutung der Psychoimmunologie mit Abwehrschwäche und mangelnder persönlicher Hygiene als Ausdruck der Disharmonie, während Harmonie und mentale Stärke das Immunsystem stimulieren und so vor einer Infektion durch die Pesterreger schützen konnten.

Auch die **Visualisierung** und Autosuggestion als Heilmethoden nahm er quasi vorweg. Er schrieb: »Alles, was der Geist sich lebhaft vorstellt, was im Gemüt heranwächst und sich in Gedanken manifestiert, wird zu einer Wesenheit. Jeder Gedanke ist wie ein Same. Je mehr er uns beschäftigt und wir darüber nachdenken, desto leibhaftiger nimmt er Gestalt an. Schließlich beginnt er zu leben in dem Moment, wo er von einem starken Wunsch oder einer Sehnsucht beseelt wird.«

Somit riet er jedem Patienten, er müsse ein klares **Ziel** vor Augen haben, z.B. die Gesundheit und das, was er dann damit anfangen wolle. Dies müsse er sich ausmalen, bis es herangewachsen sei, und fest an die Realisierung glauben, dann finde es auch statt.

Unter dem festen Wunsch allerdings verstand er nicht eine Verbissenheit, mit der dann Jagd auf den Erfolg gemacht würde, sondern die **Einbettung** des eigenen Willens in den Willen Gottes. Ein so verstandener eigener Wille entspräche naturgemäß dem Programm des Archeus, als der in der Seele für dieses Leben angelegten Aufgabe und Bestimmung, und wäre im Gesetz Gottes.

Paracelsus war sicher der umfassendste Ganzheitsmediziner unserer Geschichte. Seine Psychosomatik lief nicht parallel zu seinen Leistungen im Bereich der Chemie und Physik, z.B. den Krankheiten der Bergleute, sondern war integraler Bestandteil seiner Bemühungen. Je nach dem Zustand und der Situation des Patienten stand etwas anderes im Vordergrund, die weiteren Aspekte der Ganzheit wurden aber nie vergessen.

Die Schulmedizin bekämpfte auch die Schüler und Nachfolger des Paracelsus; einige wurden gehenkt, weil sie nicht wieder auf Galenos schwören wollten. Einige weitere Ärzte traten jedoch aus dem Dunkel der Zeit zwischen Ende des Mittelalters und Aufklärung.

In London war es der Leibarzt von Königin Elisabeth I., **William Gilbert**, der neue Ideen einbrachte. Er stellte der galenischen Spekulations- und Diskutierkunst – an Erasistratos anschließend – das Experiment gegenüber, das Fragen beantworten und Beweise liefern könne, die den philosophischen Meinungen überlegen seien. Aus heutiger Sicht erscheint uns dies selbstverständlich, stellte aber um 1600 eine Revolution dar. Zudem beschrieb er exakt den Magnetismus, auch der Erde.

In den Folgejahren bekämpften sich die **Mechanisten,** die den Menschen als komplizierte Maschine betrachteten, und die **Vitalisten**, die an eine *vis vitalis*, eine alles durchdringende und steuernde Lebenskraft glaubten. Eine Synthese – wie Paracelsus sie schon erbracht hatte – schien unmöglich.

Wegen des geflügelten, wenngleich oft mißverstandenen Wortes des »animalischen Magnetismus« bzw. des »Mesmerismus« wurde **Heinrich Mesmer** weithin bekannt. Er führte zum einen die Wirkung magnetischer Felder und zum anderen die Suggestion bis hin zur Hypnose in die Medizin ein, wobei er dies bei seinen Sessionen gerne kombinierte.

Er war somit der erste neuere Vertreter einer Energiemedizin, die ohne stoffliche Einwirkung auf den Menschen über Induktion und Resonanz den Körper zur Selbstheilung befähigt. Leider wurde er ein Opfer seines Erfolges, zu groß war der Andrang der Heilung Suchenden. Daher eliminierte ihn 1784 die etablierte Ärzteschaft von Paris, er zog sich verbittert zurück.

Galvani hatte die »animalische Elektrizität« gefunden, einen im Körper fließenden Gleichstrom, interpretierte ihn aber falsch, da er nicht bedachte, daß er zwei verschiedene Metalle zur Leitung verwendete und so einen Bimetall-Effekt produzierte.
Dies stellte **Volta** fest, der Galvanis Fehler benutzte, um dessen weitreichende Entdeckungen zu desavouieren. Dadurch erhielt die Bedeutung der Leitung elektrischer Ströme im Körper einen

starken Rückschlag, und **Bernstein** konnte 1871 postulieren, die Polarisation der Membranen über Ionentrennung und -fluß sei allein entscheidend. Die chemische Erklärung aller Nervenimpulse setzte sich durch, in dieser Einseitigkeit eine Fehlentwicklung.

Ähnlich bedeutsam war, daß die Schule der Erregerhypothese (»Nur die Bakterien sind verantwortlich für eine Infektion«) von **Robert Koch**, **Paul Ehrlich**, und **Louis Pasteur** sich durchsetzte gegen die Schule der Milieuhypothese (»Das Körpermilieu und die Abwehr entscheiden über eine Infektion«) von **Claude Bernard, Enderlein** und anderen. Darauf beruht die unkritische und übertriebene Anwendung von Antibiotika mit allen ihren Nachteilen.

Im Verlauf der Medizingeschichte gab es weitere folgenreiche, falsche Weichenstellungen, die (ähnlich dem Sieg **Edisons** über **Tesla**) dazu führten, daß die Chemie bzw. später die Biochemie die Oberhand bekamen über die Physik bzw. die Biophysik mit Niedervoltströmen, Wellen und Feldern. So wird heute unter physikalischer Medizin die Physiotherapie verstanden, wodurch es für die Diagnostik und Therapie elektrischer bzw. elektronischer Vorgänge im Körper als die eigentliche physikalische Medizin nicht einmal einen Ausdruck gibt.

Ohne uns zu wundern, wissen wir, daß das **EKG** (Elektro-Kardiogramm) des Herzens auch an den Fingern und Zehen meßbar ist, daß das **EEG** (Elektro-Encephalogramm) des Hirns jenseits des Schädelknochens abgenommen wird. Jedoch sind dies Summen- und Überlagerungsphänomene, die aus einer Vielzahl verschiedener Einzelimpulse bestehen. Ohne uns zu wundern, wissen wir, daß jede der ca. 70 Billionen Körperzellen ein Membranpotential von etwa 100 mV besitzt, das sich regelmäßig umkehrt und dabei zu Ionenströmen in und aus der Zelle führt.

Jedoch gibt es keinen Ionenstrom ohne elektrisches Feld und kein sich schnell änderndes elektrisches Feld ohne magnetisches

Feld, mit der Folge der Abstrahlung einer elektromagnetischen Welle. Ohne uns zu wundern, wissen wir, daß das Molekül von **Wasser (H_2O)** – und Wasser macht immerhin 2/3 des Körpers aus – ein **Dipol** und damit ein kleiner Magnet ist, wobei solche Moleküle bei Bewegungen ein Wechselfeld erzeugen. Ohne uns zu wundern, wissen wir, daß in allen roten Blutkörperchen (immerhin ca. 30 Milliarden im Körper) ein zentrales Eisenatom sitzt, das auf Magnetfelder mit einer Ausrichtung reagiert.

Ohne uns zu wundern, wissen wir, daß Tauben und andere Tiere sich am Erdmagnetfeld orientieren mittels winziger Magnete im Gehirn, und daß der Mensch ebensolche **Magnete** vor allem in der Zirbeldrüse besitzt, ohne daraus den Schluß zu ziehen, daß sich dort Empfänger für elektromagnetische Wellen und Felder befinden. Selbstverständlich akzeptieren wir die medizinische Untersuchung der Kernspintomographie, ohne uns zu fragen, ob nicht der Körper selbst den **Spin** der Elektronen zur Informationsspeicherung und Kommunikation verwendet. Wir staunen über die schönen **holographischen Bilder** z.B. auf Scheckkarten oder Geldscheinen, ohne uns zu fragen, ob dieses Speicher- und Vernetzungsprinzip nicht von biologischen Wesen in ihrem Computer Gehirn benutzt werden könnte. Wir hören, daß Pflanzen miteinander Gefühle austauschen über Duftstoffe und Lichtemissionen, halten dies aber beim Menschen für nicht existent oder unwesentlich.

Alle diese und noch viele andere Phänomene (z.B. der Operationen mittels Akupunktur-Narkose) veranlassen uns nicht, der Medizin der Ströme, Wellen und Felder das gleiche Gewicht wie der Biochemie und deren Abkömmling, der Pharmakologie, zuzugestehen.

Energiemedizin

Die Erdatmosphäre beinhaltet an elektromagnetischen Feldern das rhythmisch schwankende Erdmagnetfeld selbst, die Aussendung von Blitzen, das sichtbare Licht mit Infrarot- und Ultraviolett-Anteilen, die kosmischen Einstrahlungen im Röntgen- und radioaktiven Bereich sowie die hochenergetischen Sonnenwinde.

Im Verlauf der Millionen Jahre seiner körperlichen Evolution hat der Mensch in einer Natur gelebt, die ihm nur diese bestimmten Arten an **Wellen/Feldern** anbot. Auf das Licht reagierte er, indem er Augen entwickelte, deren Impulse auf dem Weg zum hinten gelegenen optischen Hirnzentrum auch an die Hirnanhang- und Zirbeldrüse weitergegeben werden. Dadurch entfiel die Notwendigkeit eines dritten Auges. Auf das Erdmagnetfeld reagierte er mit der Schaffung sensibler Strukturen in der Zirbeldrüse, im Innenohr sowie im oberen Anteil der Nasennebenhöhlen. Diese ermöglichen die zeitliche und (nach Training) auch räumliche Orientierung ohne vorhandenes Licht (z.B. in Höhlen, Bunkern), wobei sich allerdings ein 25-Stunden-Rhythmus herausbildet.

Eine Therapie sollte sich möglichst derjenigen **Frequenzen und Intensitäten** bedienen, die der Körper kennt. Neben dem Licht auch in polarisierter oder kohärenter Form sowie reiner Farbstrahlen ist dies vor allem die Magnet-Resonanz-Therapie (MRT), die nur solche Muster beinhaltet, welche auch im Erdmagnetfeld und/oder im menschlichen Körper vorkommen. Damit können die Zellen ohne Streß umgehen.

Resonanz bedeutet, daß die zugeführte Energie weitgehend identisch ist mit körpereigenen Formen bezüglich Frequenzen und Feldstärken, wodurch es zum Mitschwingen, zu phasengerechten Überlagerungen, Superpositionen etc. im Körper kommt, was er annehmen und gut verarbeiten kann. Man kann es vergleichen mit zwei Stimmgabeln, von denen eine angestoßen wird, die zweite aber mitschwingt, sofern die Frequenzen entweder gleich oder ganzzahlige Vielfache (Oktaven) sind. Die modulierenden

Obertöne können dabei noch wichtiger sein als die Hauptfrequenz.

Die wichtigste Körperfrequenz ist zweifellos die von **8 Hz**, da sie im Gehirn die Ruhefrequenz darstellt und in der Erdatmosphäre in Form der Schumann-Wellen ebenfalls die Hauptfrequenz ist. Nimmt man Unter- und Obertöne hinzu, erhält man als Reihe: 1 – 2 – 4 – **8** – 16 – 32 – 64 – 128 – 256 – 512 -12 -1024... Hz, also eine sehr harmonische Folge. Beachtet man, daß das Frequenzverhältnis der Quinte von 3/2 = 1,5 die stärkste harmonisierende Wirkung aller musikalischen Intervalle bewirkt, so wäre auch diese Folge zu berücksichtigen: 1 – 1,6 – 2,4 – 3,6 – 5,3 – **8** – 12 – 18 – 27 – 40 – 60 – 90 – 135 – 202 – 304 – 456 – 684 – 1024... Hz. Auffällig ist, daß die technisch wichtigste Frequenz, die des Wechselstroms von 50 Hz, nicht auftaucht. Sie ist dem Körper fremd und belastet ihn.

Bezüglich der zweiten Bestimmungsgröße einer energetischen Therapie, der Feldstärke, gemessen in Tesla (früher Gauß), sollten wir uns wieder klarmachen, was die Natur uns anbietet. Das **Erdmagnetfeld** beträgt zur Zeit (abnehmend) in europäischen Breiten 40 uT (= 0,4 Gauß). Zu Lebzeiten von Gauß war seine Stärke = 1 Gauß, also mehr als doppelt so hoch.

In derselben physiologischen Größenordnung arbeitet wieder die MRT. Alte Magnettherapien lagen weitaus höher, manche Ring- oder Stabmagneten im oberen mT-Bereich. Damit gehören sie zu den Übertragungstherapien, die den Körper manipulieren. Kernspin-Tomographen arbeiten mit ca. 3 T und es muß sich noch erweisen, ob sie völlig unschädlich sind. Darüber liegen nur noch die Teilchenbeschleuniger (Synchrotons).

Unterhalb des Resonanzbereichs liegen die **Informationstherapien**, die so wenig Energie übertragen, daß ihre Information nur dann wirkt, wenn sie wie ein Schlüssel ins Schloß paßt. Dann aber können sie wie beim Öffnen einer Tür eine erhebliche Wirkung ausüben. Eine entsprechende MRT beinhaltet nur nT (nano

Tesla). Ähnlich sanft sind: die Nadel- und die Elektro-Akupunktur, die Akupressur, der Laser, monochromatische Farben, punktueller Ultraschall und Schall, Homöopathie-Akupunktur, dann die Homöopathie selbst. In einem bisher unmeßbaren Energiebereich liegt die Geistheilung, also die Abstrahlung der Heilenergie der Handflächen.

Das Problems des Nachweises solcher Wellen besteht darin, daß bisherige Meßinstrumente nur **Transversal- = Hertz-Wellen** registrieren können, daß aber im Bereich der Natur **Longitudinal- = Tesla-Wellen** eine größere Rolle spielen. Hierfür gibt es noch keine Meßgeräte. Jedoch reagiert der Körper von Menschen und Tieren stark darauf, so daß man bisher die biologischen Auswirkungen als entscheidend betrachten muß.

Die Resonanztherapien sind von sanfter Natur, sie sind zu schwach, als daß sie den Körper zu etwas zwingen können, aber stark genug, um die Seele anregen zu können. Damit entsprechen sie den Vorgaben der Bergpredigt. Hingegen ermöglichen Informationstherapien, wenn ihr Inhalt exakt stimmig ist, wegen ihres den eigenen Informationsübertragungen adäquaten Niveaus eine **Manipulation** der Seele. Es gibt hier Sekundenheilungen, was ein Zurückdrängen der karmischen Ursache in die Seele bedeutet. Als Folge dieses Eingreifens ins Innerste müssen sie sehr verantwortungsbewußt eingesetzt werden. Das heißt vor allem, daß der Heiler nicht selbst und unbedingt heilen will, sondern es Gott überläßt. Ein Helfersyndrom oder therapeutischer Ehrgeiz können sehr negative Wirkungen zeitigen.

Das alte Wort: »Wer heilt, hat recht« gilt hier nicht mehr, sondern die Variation: »Wer entsprechend den göttlichen Gesetzen heilt, hat recht«.

Es stellt sich die Frage, ob und wie man den **Energiezustand** eines Menschen beurteilen oder gar **messen** kann. Die meisten verstehen darunter den Trainingszustand ihres Bewegungsapparates, erkennbar z.B. anhand der Laktatkonzentration nach einer Belastung. Andere betrachten als wesentlich die mentale Stärke, also die Willenskraft, die vom Gehirn ausgeübt wird, um Leistungen zu erbringen. Schließlich sollte man die Bedeutung der inneren Organe nicht unterschätzen, die in ihrer Gesamtheit für das Befinden und die Leistungsreserve wichtiger sind als etwa die Muskulatur.

Sucht man nach einem Medium, das alle diese Energieformen einbezieht und berücksichtigt, so wird man auf die **Meridiane** stoßen, deren Netz sich in der Mitte aller Körperstrukturen befindet und von allen Ebenen her beeinflußt und mit Informationen versorgt wird. Bezieht man sich auf die Meridiane, kann man zum Erkennen des Energiezustands die **Elektro-Akupunktur-Diagnostik** heranziehen, die von **Dr. Voll** bereits nach 1950 entwickelt wurde. Die Methode wurde von der russischen Weltraummedizin für die Raumkapsel Mir vervollkommnet: **System Prognos**. Anhand des Hautwiderstands der 24 Meridian-Anfangs- bzw. Endpunkte entlang den Finger- und Fußnägeln läßt sich die Leitfähigkeit und damit der Energiezustand jedes Meridians und insgesamt ein Mittelwert des Körpers angeben.

Da jeder Meridian zum einen einem Organ, zum anderen einem Körpersystem und zum dritten einer psychischen Grundhaltung entspricht, kann man Rückschlüsse auf diese verschiedenen Ebenen vornehmen. Schließlich ist es möglich, **mit dem Körper in Kommunikation** zu treten, indem man ihm unterschiedliche Mittel anbietet bzw. Methoden durchführt und die Antwort in Form eines Energieanstiegs (= ja) oder Energieabfalls (= nein) erhält. Auf diese Weise kann man fast jede Therapie vor ihrer Durchführung austesten, so daß keine unwirksame oder nebenwirkungsreiche Behandlung mehr erfolgen muß. Die Medizin wird dadurch vom »**Prinzip von Versuch und Irrtum**« erlöst, das sie bisher bei der Behandlung des Individuums Patient und seines Individuums Krankheit angewendet hat, indem sie einem Schema F oder der leider oft fragwürdigen Intuition des Behandlers folgte.

Der hippokratische Eid der Ärzte beinhaltet als eine Hauptforderung das *»nihil nocere«* = »auf keinen Fall schaden«. Diesem Prinzip folgt die Ärzteschaft heute nur noch sehr bedingt, wenn man bedenkt, daß moderne Arzneimittel in 30 – 40% der Fälle **Nebenwirkungen** haben und daß man in den USA schätzt, daß über 1 Million Menschen pro Jahr durch *iatrogene* (arztbedingte) Einwirkungen, also zumeist Medikamenten-Nebenwirkungen sterben. Es wäre somit im Sinne der Bergpredigt zu fordern, jede Möglichkeit zu nutzen, die Schaden von den Patienten abzuwenden in der Lage ist. Dazu ist das System Prognos in der Lage.

Das Energiepotential des Gehirns läßt sich hemisphärengetrennt erfassen mit Hilfe von EEG-Scannern, die computerisiert die Ableitungen bewerten und kombinieren, wie z.B. der **PcE-Scanner**. Da das Hirnpotential ähnlich wie die Meridianenergie auf jeden Reiz reagiert mit einem Anstieg oder Abfall, kann man diese Methode in der Psychoanalyse oder Gesprächstherapie einsetzen. Nennt der Therapeut z.B. ein Wort, das mit einem seelischen Trauma gekoppelt ist (Sünde, Schuld, Mutter, Geliebte, Untreue...), so sinkt das Hirnpotential schlagartig ab, während es bei einer Lösung (Verzeihen, Vertrauen, Liebe geben, Bergpredigt...) ansteigt. So lassen sich die unterbewußten Tümpel durchforsten und nach einiger Zeit trockenlegen.

Aus den PcE-Scanner-Ergebnissen kann man schlußfolgern, daß der beste Energiewert vorliegt im Zustand einer **entspannten Aufmerksamkeit**, einer lockeren Konzentration. Sowohl die angespannte Verkrampfung als auch die schlaffe Absenkung gehen mit einem Energiedefizit einher. Zum Training einer Energieverbesserung sind bevorzugt die flächigen Muskeln nahe den großen vegetativen Zentren in der Lage, d.h. das Zwerchfell nahe dem Plexus solaris (Sonnengeflecht) und der PcE- = Pubococcygeal-Muskel (Beckenboden) nahe dem Plexus pudendus. Rhythmische An- und Entspannungsübungen dieser Muskeln, die den Bauchraum wie eine Trommel einschließen, können Qi- oder **Kundalini-Energie** erzeugen, die entlang der Wirbelsäule aufwärts (Gouverneurs-Meridian) ins Gehirn wandert. Es ist dies die Methode der Yogi und wird am besten ausgeübt im Lotos-Sitz.

Es werden so die beiden evolutionär zentralen Funktionen der Atmung und der Sexualität zur Stärkung des Energiezustands herangezogen. Insoweit es nicht nur körperbezogen, sondern spirituell durchwoben stattfindet, dient es der zweifellos auch der individuellen Evolution.

Aus der Sicht der Bergpredigt ist zu sagen, daß solche Methoden als Hilfestellung berechtigt und sinnvoll sind, daß sie jedoch zur seelischen Entwicklung nur einen Anstoß geben können, der dann in eine inhaltliche Aufarbeitung, eine Bereinigung und einen inneren **Lernprozeß** einmünden muß. So wie mir kein geistiger Lehrer oder gar Guru das eigene Sich-Verändern abnehmen kann, so kann auch kein Mittel, keine Methode und kein Training dies für mich erreichen.

Hinweise zur Ernährung

Hinsichtlich der Ernährung steht für jeden die Entscheidung an, ob er Pflanzen oder Tiere bevorzugt. Man kann davon ausgehen, daß Pflanzen bereit sind, sich Menschen und Tieren freiwillig zur Verfügung zu stellen. Dies ergibt sich auch aus der geradezu verschwenderischen Überproduktion von Früchten und Samen, wodurch Pflanzen einen solchen Mehrwert liefern, daß ein Großteil ohne negative Folgen als Nahrung abgezweigt werden kann.

Und keine Pflanze beendet ihre Existenz bei oder als direkte Folge der Entnahme der Ernte, sondern sie kann sich im nächsten Jahr über nur einen Samen neu entwickeln, im Sinne des natürlichen »Stirb und werde«. Zweifellos aber sind Pflanzen beseelte Wesenheiten, die nur im Vergleich zum Menschen über eine geringere Individuation und statt dessen über Teil-, also Kollektiv- bzw. Gruppenseelen verfügen.

Somit sind Pflanzen nach allen Untersuchungen mittels Messungen ihrer **Biophotonen** und der chemisch-kommunikativen Ausdünstungen in der Lage, Gefühle zu empfinden und diese mitzuteilen. Pflanzen verspüren Sympathie, Antipathie, Angst und können leiden. Von daher ist es sinnvoll, ihnen vermeidbares Leid zu ersparen, sei es bei der Aufzucht oder bei der Ernte. Dies entspräche der Bergpredigt, die hier außer für die Nächsten auch für die Tiere und Pflanzen als Nächste im weiteren Sinne Geltung hat. Zudem sagte Jesus: »Was ihr dem geringsten meiner Brüder und Schwestern tut, das habt ihr mir getan.« Demnach stehen die **Wehrlosen** unter Seinem besonderen Schutz.

Real bedeutet dies den Verzicht auf jede Brutalität im Umgang mit Pflanzen. Darunter sind zu verstehen: Genmanipulation, unnatürliche und künstlich veränderte Aufzucht, Anwendung chemischer Mittel zur Vernichtung der mit ihnen zusammenlebenden Wesen und schließlich brutale Ernte- und Verarbeitungsmethoden.

Um dies zu verdeutlichen, stellen wir uns den **Zyklus einer Pflanze** in unserer Gegenwart vor:

1. Der Samen wird genmanipuliert, um resistent zu sein gegen Total-Herbi-, -Fungi-, Bakterizide.
2. Keine Vermehrungsfähigkeit mehr, um den Bauer vom Produzenten (einem Multi) abhängig zu machen.
3. Einpflanzen in ein Milieu, das neben Wasser nur – computergesteuert – die lebensnotwendigsten Elemente enthält.
4. Töten aller Bakterien, Pilze, Tiere (Parasiten) und Unkräuter durch totalen Einsatz von chemischen Mitteln.
5. Maschinelles Ernten, sofern nicht – gengesteuert – der Halm von selbst abbricht.
6. Maschinelle Verarbeitung mit Zerstörung der Zellstruktur und der DNS, dann Anwendung von chemischen Lösungs-, Konservierungs-, Geschmacksverstärkungs- und Aromamitteln.
7. Zerlegung in die Bestandteile: Eiweiße, Kohlenhydrate, Fette, mit neuer Komposition durch *food design.*
8. Behandlung mit radioaktiver Strahlung zur sicheren Konservierung.
9. Tiefgefrieren oder Lyophilisierung.
10. Im Haushalt: Schock-Erhitzen mit Mikrowellen, damit endgültige Zerstörung letzter natürlicher Moleküle und Strukturen.
11. Essen einer gut aussehenden und schmeckenden, aber leblosen Mischung, die kein Lebensmittel, sondern ein Krankheitsmittel ist.

Es gibt inzwischen mehrere Methoden, mit denen man in äußerlich makellosen Nahrungsmitteln den wahren Inhalt wie z.B. eine Genmanipulation erkennen kann. Am besten ist die Unterscheidung von natürlichen Lebensmitteln möglich mit Hilfe der physikalisch exakten Messung der Lichtabstrahlung vor und nach Anregung. Hiermit kann man vor allem die Funktionsfähigkeit der DNS prüfen, welche wie ein Laser kohärente Strahlung aussendet. Die Integrität der Gensubstanz ist nach den Untersuchungen von Prof. **F.A. Popp** entscheidend für die Qualität unserer Lebensmittel.

Die Abstrahlung solcher Biophotonen entspricht dem, was man auch als Aura oder Odkraft einer Pflanze bezeichnen kann, oder als Vis vitalis, als Lebenskraft. Und davon leben wir Menschen eigentlich, nicht von den chemischen Bestandteilen. Der Volksmund weiß es, wenn er über glückliche Menschen sagt: »*Sie leben von Luft und Liebe*«. Daß auch Tiere davon leben, resultierte aus wissenschaftlichen Versuchen, in denen Versuchstiere wie z.B. Ratten mit einerseits natürlicher Nahrung, andererseits manipulierten Mitteln ernährt wurden. Letztere zeigten erhebliche Organdegenerationen, Systemschwächen und starben früh. Dies scheint der Menschheit ebenfalls bevorzustehen, wenn *Junk food* und *Fast food* zum Standard für einen großen Teil der Bevölkerung werden.

Auch Vegetarier sehen sich somit keiner problemlosen Zukunft gegenüber, sofern sie nicht auf die biologisch-unverfälschte Herkunft ihrer Lebensmittel achten.

Bezüglich der Ernährung mit Tierfleisch besteht keine ethisch akzeptable Grundlage, wenn ich die Bergpredigt zum Maßstab nehme, da das Töten von Tieren dem von Menschen annähernd gleichzusetzen ist. Es soll hier nicht aufgeführt werden, unter welchen Qualen Tiere in der Gegenwart leben, transportiert und geschlachtet werden. Jedoch auch unabhängig davon kann die Anwendung der Goldenen Regel der Bergpredigt nur bedeuten, daß ich Tiere zum eigenen Genuß weder töten noch essen werde.

Zu warnen ist diesbezüglich jedoch vor jeder Form des Fanatismus, welcher alles Gute, das ich anstrebe, ins Gegenteil verkehrt. Nehmen wir uns den historischen Jesus als Beispiel, so stellen wir fest, daß er nicht nur mit Fischern umging, sondern Fische auch in den Fällen verzehrte, wo sie ihm vom Gastgeber gereicht wurden. Dies war am See Genezareth (Kinneret) im Fischerort Kapernaum (Kfar Nahum) auch ganz selbstverständlich.

Bestätigt wird diese Auffassung durch Ergebnisse des Krebsforschungszentrums Heidelberg, wonach **Vegetarier gesünder** und länger leben als Fleischesser, jedoch dieser Vorteil sich wieder aufhebt bei Veganern, die zusätzlich das Essen von Eiern und Milchprodukten ablehnen. Auch hier kann man aus der Sprache des Körpers die Wahrheit, d.h. die den Naturgesetzen, welche ein auf die Materie adaptierter Unterabschnitt der göttlichen Gesetze sind, entsprechend richtigen Verhaltensweisen ablesen.

Eine vegetarisch-natürliche Lebensweise ohne Übertreibungen kann als den göttlichen Gesetzen und speziell der Bergpredigt adäquat bezeichnet werden.

Harmonie ist Gesundheit und Leben

Bezüglich der beiden entscheidenden Worte der Liebe und der Harmonie bestehen in unserer Welt viele Mißverständnisse. Die Liebe als Grundlage des Lebens überhaupt wird oft eingeengt auf ihre seitlichen Bereiche, nämlich der Sexualität als möglicher **Egotrip** einerseits und der **Aufopferung** (Agape) für die Nächsten andererseits. Beide Einseitigkeiten werden der möglichen Ausprägung nicht gerecht. Vor allem entsteht so eine Polarisierung, die es Menschen, welche dies für eine Entweder-Oder-Entscheidung halten, sehr schwer macht, die Ganzheit zu leben. Von einer Harmonie als Ergebnis kann dann keine Rede sein.

Die Bergpredigt empfiehlt oder befürwortet dergleichen nicht. Im Gegenteil: Im »Liebe deinen Nächsten wie dich selbst« ist impliziert, daß ich zuerst mich selbst inklusive aller Eigenschaften, Fehler, Wünsche und Bedürfnisse lieben sollte, bevor ich in der Lage bin, einen anderen zu liebe. Das setzt das **Annehmen des Ist-Zustands** als Basis für meine Veränderung = Entwicklung voraus. Dies ist die erste und vorderste Leistung der Liebe. Damit verknüpft ist, daß ich mir vergebe, zum einen die Fehler in der Vergangenheit, zum anderen mir ständig erneut passierende Fehlleistungen, Versäumnisse und Versagenserlebnisse.

Wesentlich ist es, nicht nur der Umgebung gegenüber ein Doppelleben mit Diskrepanz zwischen einem vorgetäuscht guten Image und dem authentischen Innenleben zu vermeiden, sondern auch sich selbst gegenüber kein Pharisäer zu sein. Es macht krank, sich in die eigene Tasche hineinzulügen, denn trotz aller Verdrängungen sind die negativen Inhalte präsent, wenngleich in Warteposition. Da das chronisch um seine Existenz fürchtende und überkompensierende Ego aber die Wahrheit nicht aushalten würde, muß es sich angenommen und geborgen fühlen können.

Voraussetzung ist, daß ich es weder abwerte noch verurteile, sondern liebe, etwa so, wie ich es bei meinen Kindern trotz deren Fehlern und Schwächen tue. Ich kann, da meine Ganzheit ja weit über das Ego hinausgeht und vor allem den reinen Geist beinhaltet, mit meinem **Ego** durchaus sprechen und es ihm öfters sagen, daß ich es **liebe**. Es wird dies aufsaugen wie ein Schwamm. Speziell wichtig ist dies nach stattgefundenen Fehlleistungen, wenn die eigene Verurteilung bereits dabei ist, in die Abwärtsspirale des Selbstmitleids überzugehen.

Die Bergpredigt kennt kein Werten und Urteilen. Betrifft dies andere, achtet sie immer auf den Balken im eigenen Auge anstelle des Splitters im Auge des Nächsten. Betrifft es mich selbst, so haben Schwächen, Fehler, Versagen und Schuld nur den Sinn, mir den **Spiegel** vorzuhalten, mir die Selbsterkenntnis, das Aufstehen und Bessermachen zu ermöglichen. Von daher ist ein sich schonendes, zurückhaltendes Leben, ein Nicht-aus-sich-heraus-Gehen nicht sinnvoll, da es diesen notwendigen Prozeß zu vermeiden versucht. Denn eines ist klar: Es führt kein Weg daran vorbei, zu lernen und mich positiv zu verändern. Die Frage ist nur, wie oft ich dieselbe Schulklasse wiederholen möchte, bis ich es anpacke.

Ich sollte mir auch immer klarmachen, daß das sogenannte Böse im Rahmen der Evolution eine wichtige Aufgabe hat, nämlich, als Polarität zum Guten für die **Spannung der Pole**, für die Bewegung des Pendels zu sorgen. Wir sollten daher den »Teufel« nicht verteufeln. Das Gute für sich allein würde in sich ruhen und keine Notwendigkeit sehen, sich vorwärts zu entwickeln. Dies gilt für eine einzelne Person ebenso wie für Völker und die gesamte Menschheit. Entscheidend ist, daß das evolutionäre Auf und Ab, die Sinuskurve der Weltgeschichte als Mittellinie nicht eine Waagerechte, sondern einen Aufstieg beinhaltet, so daß in der Zukunft das Ziel eines von allen Menschen gelebten göttlichen Gesetzes erreicht werden wird.

Die generelle Empfehlung der Bergpredigt lautet:

Sei, wie du bist!
Sei du selbst!
Sei!

Sowie ich in der Lage bin, dies meinem Selbst zu gönnen, kann ich an die Ganzheit der Liebe herangehen. In dem Maße, wie ich Harmonie zu mir und in mir selbst herstellen kann, kann ich es auch zu Mitmenschen tun. Ein wichtiger Grundsatz dabei ist, daß ich niemanden ändern möchte außer mir selbst, aber auch dies nur auf der Basis des Annehmens meines Ich. Was oder wen auch immer ich ablehne, lehnt sich gegen mich auf, bekämpft mich und wird sich nicht ändern. Nur mein Vorbild kann eine Änderung bewirken.

Man sollte sich vor Augen halten, daß schwierig zu ändernde Fehler und Schwächen die Folge von nichtgelösten Konflikten und nichtbereinigten Schuldkomplexen aus früheren Leben sind. Da mir aber das Wissen und die Einsicht darüber fehlen, ist es um so wichtiger, daß ich barmherzig mit mir und den Menschen um mich herum umgehe, denn jedes Urteil auf der Grundlage unzureichender Informationen ist vermutlich falsch. Und **Barmherzigkeit** – die ich ja selbst gerne von den Mitmenschen hätte – beinhaltet Ehrlichkeit ohne Härte, Einfühlungsvermögen ohne In-Watte-Packen, Verständnis ohne Kumpanei. Sie ist die Krone der Bergpredigt.

Als Folge davon kann und wird Harmonie zu Gesundheit und Leben führen.

Die Medizin der Bergpredigt
Zusammenfassung

Eine konventionelle medizinische Therapie benötigt die Selbstheilungskräfte des Körpers nicht, da sie dem Körper – meist biochemisch – ihre Informationen aufzwingt. Die sanfte Heilkunde aber benötigt die Selbstheilungskräfte, da sie nur mit ihnen zusammen wirksam werden kann. Sie macht dem Körper quasi einen Vorschlag, den dieser annehmen kann, wenn er damit übereinstimmt, oder ablehnen kann, wenn die Seele anderes beabsichtigt. Dann bleibt er weitgehend wirkungslos. Die **Freiheit der Entscheidung** aber wurde gewahrt.

Das Mithelfen von seiten der Selbstheilungskräfte ist dann gegeben, wenn der Mensch in weitgehender Harmonie ist, da andernfalls Verkrampfungen, Blockaden und Regulationsstörungen vorliegen, die behindernd bis verhindernd wirken können. Dies bedeutet, daß eine sanfte Heilkunde ohne psychosomatische Einbeziehung nicht möglich ist, da nur so einer Heilung die Wege eröffnet werden können.

Psychosomatik aber beinhaltet eine mentale und emotionale Aufarbeitung der seelischen Ursachen der Erkrankung. Die Kriterien, nach denen sich Seele und Körper die **Bereinigung und Lösung** der früheren Fehlverhaltensweisen und eventuell noch bestehenden Fehlhaltungen wünschen, liegen im göttlichen Gesetz, da nach ihm alles Leben programmiert wurde. Was wir vom göttlichen Gesetz wissen, ist neben den alten und über Institutionen festgeschriebenen Zehn Geboten vor allem die Essenz der Lehre Jesu Christi, die Bergpredigt.

Die Bergpredigt jedoch wird entsprechend den Sekundärlehren der beiden großen Konfessionen unzureichend erkannt und interpretiert und daher kaum realisiert. Sie gilt als Utopie. Um sie vom Ballast der Auslegungen zu befreien, hilft die nichtmißbrauchte Esoterik aller Zeiten, welche neben den Wahrheiten aller Religionen Grundsätze enthält, die jeder praktizieren kann, die dem Geist der Bergpredigt und damit dem göttlichen Gesetz entsprechen und die zur Harmonie des Menschen führen.

Es sind – in Schlagworten-: das Annehmen, das Loslassen und Nicht-Binden, das Berücksichtigen des freien Willens jedes Nächsten, das Nichts-Erwarten und statt dessen Geben, das Keinen-Druck-Ausüben und Keinem-Druck-Folgen; die Freiheit jedes Menschen, der nur Gott untertan und verantwortlich ist, die entscheidende Bedeutung der Motivation in Form der Gedanken hinter jedem Wort und jeder Tat, das **Freisein von Sorgen und Angst**, wenn ich so lebe, wie ich es von jedem anderen mir gegenüber gerne hätte.

Entsprechend dem Energie-Erhaltungs-Satz und dem Verursacherprinzip muß ich jede von mir erzeugte negative Energie – in Gefühlen, Gedanken, Worten und Taten – selbst bearbeiten und dabei **ins Positive umwandeln** durch Bereuen, Um-Vergebung-Bitten, Vergeben, Wiedergutmachen und Bemühen um zukünftige Verbesserung. Die Einheit aller Menschen und Seelen resultiert aus der Gleichheit vor Gott, die naturgemäß beinhaltet, daß schließlich alle Wesen wieder zurückkehren zu Ihm.

Das Ganze läuft ab mit Hilfe, aber ohne Eingreifen des nicht strafenden, weil nur liebenden Gottes, ohne Hölle und ewige Verdammnis. Statt dessen schafft sich jeder seine eigene Hölle in Form ungelöster Verstöße gegen die göttlichen Gesetze, als Bewußtseinszustand, nicht als Ort. So besteht das einzige Muß im Universum in der Evolution, der **Aufwärtsentwicklung aller Menschen und Seelen**, deren Sinn in der Verwirklichung der Liebe Gottes liegt. Ist diese unser Ziel, dann ist schon der Weg das Ziel.

Damit besteht zwischen dem Weg zum Heil (= zu Gott) und dem Weg der Heilung kein Unterschied. Krankheiten sind nur die Indikatoren dafür, was ich an Aufgaben in der Lebensschule vergaß oder mich weigerte zu lernen. Daran führt aber kein Weg vorbei. Als Ermahnungen und Hinweise dienen mir die Symptome und als Hilfe die Sprache der Organe. So gesehen enthalten auch Krankheiten viel Positives in ihrem Negativen, dem Leid, denn sie wollen uns auf den **Weg** zurückführen, den die Seele sich für dieses Leben vorgenommen hat.

Heilung durch die göttlichen Gesetze

Ein Zusammenhang zwischen den beiden im Titel angeführten Themenbereichen erscheint in der ersten Annäherung nur schwer einsichtig. Die Medizin unserer Tage hat sich von ihrem Ursprung, der ganzheitlichen Heilkunde, ein erhebliches Stück entfernt, so daß die frühere Synthese zwischen dem Heilen und der Spiritu-Dualität im Sinne eines Priesterarztes oder Arztpriesters weitgehend verloren gegangen ist. Andererseits muß man die Bergpredigt, obwohl unbestreitbar im Zentrum der Lehre des Christus Jesus stehend, als heute am Rande befindlich einordnen, abgelegt unter dem Oberbegriff Utopie und von Pfarrern ungern in ihr Repertoire einbezogen.

Jedoch ist es sicher, daß in der Person von Jesus, dem Christus, beides zusammengehörte, denn er war ein Verkünder und zugleich ein Heiler. Sein bekannter Ausspruch nach einem Heilerlebnis lautete: »Dein Glaube hat dir geholfen.« Demnach wären das Heil-werden der Seele und das Geheilt-werden des Körpers untrennbar miteinander verbunden. Eine Utopie?

Man könnte nun anführen, daß gläubige Menschen seltener krank sind und mit größerer Wahrscheinlichkeit wieder gesund werden als nicht religiös oder spirituell Ausgerichtete. Man könnte auch aufführen, daß das Beten für Kranke deren Heilungs-Chancen erhöht, auch wenn es im »Blindversuch« stattfindet. Alles dieses wurde wissenschaftlich untersucht, es erwies sich als statistisch signifikant und kann somit als akzeptabel gelten. Um diese mehr allgemeinen Tatsachen soll es hier jedoch nicht gehen, sondern um individuelle Zusammenhänge, die jeder an sich selbst anwenden kann.

Die Medizin heute

Es existieren heute zwei grundsätzlich unterschiedliche Ansätze in der Medizin, die oberflächliche, symptombezogene = zudeckende und die tiefergehende, ursachenbezogene = aufdeckende Form. Erstere ist die konventionelle, sie beseitigt Beschwerden und macht wieder funktionstüchtig, meist manipuliert sie dabei den Organismus. Nebenwirkungen werden in Kauf genommen, ihre Möglichkeit bildet die Grundlage für Rezeptierungen, und spätere negative Folgen gelten als systemimmanent und unabänderlich. Selbstheilungskräfte sind hier nicht notwendig, sie stören eher. Im Extremfall wird der Körper in ein künstliches Koma versetzt, so daß alle seine Funktionen von außen her gesteuert werden können. Eine solcherart dominante Form der Medizin existiert allerdings erst seit ca. 150 Jahren.

Die zweite sucht nach der pathogenen Entwicklung vor dem Ausbruch einer Krankheit und nach dem ›warum‹. Sie will die Ursache finden und auflösen, und zwar nicht gegen den Körper, sondern zusammen mit seinen Fähigkeiten zur Selbstheilung. Die Homöopathie als Beispiel stellte vor 250 Jahren einen ersten solchen Ordnungsansatz im damaligen Chaos der akademischen Medizin dar. Wenn der Körper aber zur Selbstheilung befähigt ist, und daran gibt es wohl keinen Zweifel, so muß er ein internes Programm haben, das feststellt, was die Norm in welcher Form verlassen hat, und, wie es wieder in seine Mitte zurückkehren kann. Dies verlangt das Anerkennen einer »Blaupause«, eines übergeordneten Plans für den Organismus, der zugleich in ihm existent ist.

Die Blaupause des Organismus

Wo kann dieser Plan abgelegt sein? Nach aller Kenntnis kommt nur die DNS in Betracht, die ja in allen Körperzellen identisch das gesamte materiell-niedergelegte individuelle Programm dieses Menschen für dieses Leben beinhaltet. Es stellt sich nun die

Frage, ob die Steuer- bzw. Leitungsfunktion der DNS ausschließlich materiell-genetisch codifiziert ist, einhergehend mit der Synthese von Proteinen, die als Botenstoffe und direkt die Ausführungen der Befehle übernehmen, oder ob nicht übergreifende Informationsfelder existieren, die den Überblick haben und die Realität kontrollieren, möglicherweise über Raum und Zeit hinausgehend.

Die Wissenschaft der Genetik postuliert, daß nur Genome, also Abfolgen von Aminosäurenpaar-Triplets dazu befähigt und notwendig seien. Was bestimmte Körperfunktionen und deren Anomalien betrifft, ist diese Auffassung offenbar korrekt. Jedoch gehen die Fähigkeiten der Lebewesen darüber hinaus. Bereits bei der Ausübung systemischer Prozesse, z.B. dem sinusförmigen Verlauf des Tonus der vegetativen Nerven und ihrer Reiz-Reaktionsphänomene ist nicht nur ein einzelnes Gen betroffen, sondern das Zusammenspiel vieler Gene erforderlich. Höhere Leistungen sind schon bei Tieren nicht mehr nur über Gene erklärbar, z.B. beim Zurücklegen großer Strecken das gleichzeitige Sich-orientieren an mehreren Kriterien wie Landschaftsform, Erdmagnetfeld und Sternbildern. Gariaev (Tattva Viveka 20) spricht von einem wellengenetischen Code als primärem und übergeordnetem System.

Biophotonen und Kohärenz

Ähnlich ist der Mensch vor allem in Ausnahmesituationen in der Lage, schneller, sinnvoller und koordinierter zu agieren als es Nervenleitungen, Botenstoffe oder Hormone zulassen würden. Wie stimmen sich die Zellen eines Organs, wie mehrere Organe untereinander ab, wenn es nicht zur Konfusion kommen soll? F.-A. Popp war es, der die ununterbrochene Kommunikation der Zellen miteinander bewies, Vorgänge, die über Biophotonen mit extremer Geschwindigkeit ablaufen. Ein Zitat (Tattva Viveka 18, p. 25): »Die Kohärenz, die ein biologisches System auszeichnet, ist aus physikalischer Sicht vollkommen unvorstellbar.« Aus vielen Forschungen ergab sich zusätzlich, dass die DNS ein tunnelnder Supraleiter und ein gepumpter bzw. pumpender Laser ist, und dass sie als Empfangs- und als Sendestation wirkt.

Was aber empfängt sie? Auf jeden Fall sollten es die Informationen sein, die von den ca. 70 Billionen Körperzellen ausgesandt werden und die über Interferenzen zur Kohärenz führen. Wer aber koordiniert wiederum deren Zusammenspiel, wer hat die Aufsicht, wer gibt Ziele und Wege vor? Hier sollte es eine übergeordnete Instanz sein, die lokalisiert sein dürfte im elektromagnetischen Körper- = Vitalfeld, und die nicht trennbar ist von der Seele, da sie die Individualität beinhaltet. Ein weiteres Zitat von F.-A. Popp: »Hier muss eine Organisation dahinter stehen, die dieses Orchester dirigiert. Es muss einen geben, der über eine extrem hohe Informationsvielfalt verfügt.«

Wir kennen alle die Psychosomatik oder auch die Psychoneuroimmunologie. Nehmen wir sie ernst, so kommen wir nicht umhin, die Priorität bzw. den Primat der Psyche anzuerkennen. Sie ist von ihrer Bedeutung her vergleichbar einer Bienenkönigin, oder, wenn man dieses Beispiel akzeptiert, dem Papst einer bestimmten Kirche. Der Organismus ist nicht lebensfähig ohne dazugehörige Seele, die Seele existiert hingegen sehr wohl und ewig auch ohne Körper. Die Seele füllt das Körperfeld mit Informationen, sie programmiert den Körper und jede seiner Zellen ›nach ihrem Bilde‹. Damit enthält auch jede Zelle in ihrer DNS dieses individuelle Programm. Der Mensch ist nicht ein Körper, der eine Seele besitzt, sondern eine Seele, die sich für eine Zeitlang in einem Körper befindet.

Die Basis-Software: das göttliche Gesetz

Vergleichen wir nun den Menschen mit einem Computer, so stellt sich die Frage nach der Basis-Software, ohne die kein individuelles Ausführungsprogramm funktionieren kann. Dieses

Grundprogramm kann nur das Gesetz Gottes sein, das enthalten ist in unterschiedlichen Anteilen in allen Religionen, da sie alle Teile der absoluten Wahrheit beinhalten, wenngleich mit verschiedenen Schwerpunkten. Unbelastbar und unabänderbar befindet es sich als ›spiritus rector‹ im Zentrum jeder Seele und »eingeschachtelt« in der DNS jeder Körperzelle.

Nach der Medizin der Bergpredigt sind alle Krankheiten seelischen Ursprungs. Die entscheidende These dabei ist, daß der Organismus störungsfrei arbeitet, wenn die Zellen sich in Übereinstimmung befinden mit ihrem Basisprogramm, dem göttlichen Gesetz, und wenn kein individuelles Problemprogramm (z.B. eine karmische Belastung) abläuft. Dazu ist notwendig ein Leben des Menschen nach dem Extrakt dieses Gesetzes, welches auf die Erde gebracht und ausgedrückt wurde durch Jesus, den Christus, in seiner Bergpredigt. Dabei bestehen keine Widersprüche zu früheren Codifizierungen wie z.B. durch Hermes Trismegistos, Buddha oder Laotse.

Seele und Körper

Das Erfreuliche dabei ist, daß die Organe, die als Zellverbände ein höheres Bewußtsein haben als einzelne Zellen, eine Sprache aufweisen, d.h. daß die Organfunktion im Positiven und jedes Symptom im Negativen symbolhaft zeigen, inwieweit der betreffende Aspekt des göttlichen Gesetzes realisiert wird oder nicht. Weshalb? Der Körper ist nicht nur Ausführender des allgemeingültigen Basis- und des Individualprogramms der Seele, sondern auch ihr Freund. Er möchte nichts lieber, als in vollkommener Harmonie mit der Seele arbeiten zu können. Allerdings kennt er auch die Belastungen, die Fehlprogramme, und er hat die Aufgabe übernommen, der Seele bei deren Überwindung zu helfen. Hinter jeder Beschwerde und jeder Erkrankung verbirgt sich somit ein Verstoß gegen einen bestimmten Inhaltsanteil der Bergpredigt als der seit 2000 Jahren existenten ›Veröffentlichung‹ des göttlichen Gesetzes.

Jedes Symptom und vor allem jede Krankheit ist von daher ein Versuch, dem Menschen zu zeigen, welche Fehler er ausübt, damit er sie erkennen, überwinden und ablegen kann. Ein Gesundwerden als Heil-werden statt eines Verdrängens beinhaltet daher eine Veränderung von Haltungen und Verhaltensweisen von Seiten des betroffenen Menschen. Symptome repräsentieren dabei bevorzugt neuere Fehler, Krankheiten sind das Ergebnis dessen, was sich über längere Zeit aufsummiert hat.

Die Bergpredigt allgemein

Zentrale Botschaften der Bergpredigt sind sicherlich die Selbsterkenntnis (›Balken im eigenen Auge‹) anstelle des Wertens/Abwertens und Urteilens/Verurteilens sowie das Vergeben (›7 mal 7 mal‹) anstelle des ›Auge-um-Auge, Zahn-um-Zahn‹-Prinzips. Oft wird die Bergpredigt mißverstanden als Anleitung zur Unterwürfigkeit (›die andere Wange hinhalten‹). Dies ist falsch, denn Demut beinhaltet zuerst Mut, nämlich den, nicht auf seinen Vorteil zu schauen, der sich ergibt, wenn man dem Nächsten nach dem Munde redet, sondern ihm statt dessen meine Auffassung der Wahrheit zu sagen, jedoch so, daß er sie verstehen und annehmen kann.

Sanftmütige Kritik erscheint auf den ersten Blick als ein Widerspruch in sich, stellt aber die Basis für eine gemeinschaftliche Evolution der Kinder Gottes dar. Das Sich-nicht-ausrichten auf die Reaktionen der anderen und das Stehen zu mir verlangen Mut und bedeuten Demut, die Jesus vorlebte: Liebe statt Ehre, innere Würde statt Ansehen, zudem Wahrhaftigkeit und Weisheit. Die Bergpredigt vertritt nicht ein In-Watte-packen in Form einer oberflächlichen Pseudo-Harmonie mit Verdrängung der Probleme, sondern geht in allem an die Wurzeln, an die Ursache, an die Motive. Ein hier erreichtes Bereinigen der Traumata ermöglicht ein tatsächlich friedliches Zusammenleben. Das übermenschlich anmutende Lieben des Feindes bedeutet dabei ein Sich-hinein-versetzen in seine Motive, die ich – wenngleich verdrängt – spiegelbildlich in mir habe. Je mehr ich mich errege, umso mehr beweist dies eine ›Resonanzkatastrophe‹ in mir.

Der korrekte Begriff der Schuld im Sinne von Verursachung wurde in den christlichen Kirchen mit dem Beurteilungsbegriff der Sünde verknüpft und damit degeneriert. Es handelt sich einfach und wertfrei um eine plus/minus-Bilanzierung. Zudem gelten nicht die üblichen Maßstäbe, die sich analog zur Medizin an der Oberfläche befinden, sondern die der Bergpredigt, wonach nur das Sein gilt und nicht der Schein. Weder das göttliche Gesetz noch die Zellen des Körpers lassen sich etwas vormachen. Zwischen den üblichen gesellschaftlichen Werten von Vorteilen und Erfolg und denen der Bergpredigt besteht ein Antagonismus. Die Umkehrung üblicher Maßstäbe zeigt sich vor allem darin, daß der größtmögliche Fehler darin besteht, zu behaupten, fehlerfrei zu sein. Jesus schalt keinen Sünder, sondern die Pharisäer, die voller Selbstüberschätzung und bar der Selbsterkenntnis sich für Vorbilder erklärten.

Jeder Mensch hat das Recht, seine für ihn gültigen Umwege zu Gott zu gehen. Sie unterscheiden sich in der Ausdehnung der Schleifen, im übrigen nicht. Eine wesentliche Schuld ergibt sich dann, wenn ich eine Evolution störe oder gar blockiere, wobei es ebenso die eigene sein kann wie die eines anderen. Bringe ich einen Menschen dazu, sich von Gott abzuwenden, so hat dies Konsequenzen. Ebenso folgenreich ist es aber, wenn ein Mensch sich überschätzt – letztlich ein ›ich will sein wie Gott‹ – und ich ihm keine Hilfestellung zum Sich-erkennen gebe.

Da solche Ansätze jedoch trotz ihres Bekanntheitsgrads in unserer Welt nur eine zögerliche Realisierungswahrscheinlichkeit aufweisen, ist das göttliche Gesetz in der Lage, die Menschen an ihrer Achillesferse zu fassen, nämlich an ihrem Wohlbefinden und dessen Fehlen in Form von Beschwerden, Schmerzen und Krankheiten. Schon viele geistige Lehrer mussten einsehen, daß das Beharrungsvermögen negativer Gewohnheiten und ihr Verdrängen ausgeprägt ist, und daß viele Menschen nicht durch

Einsicht und nicht mit Hilfe von Vorbildern zu lernen gewillt sind, sondern durch Leid als Folge des Gesetzes von Ursache und Wirkung dazu angeregt werden müssen bzw. wollen.

Die Symbolsprache der Organe

Die Sprache der Organe folgt nicht dem menschlichen Verstand, denn seine Produkte sind mißverständlich, sie führen zu Meinungen und dann zum Meinungsstreit. Die universelle Sprache ist eine der Symbole, denn diese werden überall verstanden. Betrachten wir innerhalb des Komplexes der Sprache der Organe ein Beispiel: der Dickdarm hat die Aufgabe, den vorverdauten Stuhl anzunehmen, aufzunehmen und dann loszulassen. Symbolisch steht dies für die positive Eigenschaft der Menschen, es mit den Nächsten, also den Mitmenschen ebenso zu tun, darüber hinaus auch bezüglich eigener und fremder Auffassungen und Meinungen, sogar bezüglich des Schicksals. Die beiden häufigen Beschwerdetypen sind der Durchfall und die Verstopfung. Der Durchfall zeigt ein unzureichendes An- und Aufnehmen, die Verstopfung ein mangelndes Loslassen-wollen. Daß ältere Damen so oft unter Verstopfung leiden, beinhaltet daher zumeist ein Beharren auf Urteilen und Vorurteilen sowie ein Binden von jüngeren Familienangehörigen und ein Kleben an der Vergangenheit.

Die wichtigste Pathologie des Darms, die Colitis, ist eine Autoaggressionskrankheit, also ein Bumerang als Folge verdrängter Aggressionen, die auf mich zurückkommen und mit Durchfall einhergehen. Hier liegt somit ein verstärktes Nicht-annehmen sowohl von Mitmenschen als auch von sich selbst vor, mit meist fixierten Vorstellungen, wie sie und ich zu sein haben, nämlich perfekt. Unvollkommenheiten, Fehler und Leistungsmängel werden nicht toleriert, die daraus folgenden Aggressionen aber umgehend verdrängt, da sie ja ebenfalls eine Form der Unvollkommenheit wären, die nicht ein- bzw. zugestanden werden kann.

Ähnliches gilt für alle Organfunktionen des Körpers, dessen Symbolsprache man übersetzen kann mit Hilfe ihrer Funktionsweisen in verallgemeinerter Ausdrucksform. Ein Tumor z.B. ist wie ein zweites Lebewesen in mir, er stellt ein Alter ego dar, das alle verdrängten egoistischen Komplexe enthält, die endlich die Chance bekommen, rücksichtslos nach Verwirklichung drängen zu dürfen. Naturgemäß wäre es sinnvoller, diese Bedürfnisse zuvor kanalisiert zu leben und allmählich in eine gute Richtung zu bringen, und nicht, eine Fassade vorzutäuschen. Der Tumor ist ehrlich, er ist authentisch, sein Träger war es vorher nicht.

Es existieren somit neben den organbezogenen Fehlhaltungen auch generell wirksame. Dies beinhaltet immer ein Leben nach anderen Vorstellungen als diejenigen, welche in der Seele für dieses Leben einprogrammiert sind. In der Reihe ihrer Wichtigkeit: ich kann das Leben nicht annehmen, wie es ist; ich will etwas sein, was ich nicht sein kann; ich bin dem Schicksal gegenüber undankbar wegen meiner Lebensumstände.

Jesus, der Christus, sah es als ein großes Anliegen an, solche Spaltungen des Lebens bewußt zu machen und aufzuheben. Und dies nicht erst, wenn sich im Lebensfilm beim Tod des Gehirns die Ideen der Welt auflösen und das in der DNS der Hirnzellen gespeicherte Gesetz Gottes als Maßstab zum Tragen kommt. Warum erst dann, warum nicht jetzt? Solche Spaltungen betreffen Diskrepanzen zwischen Gedanken und Worten, zwischen Worten und Taten, aber auch schon zwischen Gefühlen und Gedanken. Ein ›primär-chronisches-Heiligsein‹, sozusagen von Null auf Hundert, stellt auch eine solche Spaltung dar und ist nichts als eine Illusion und Vortäuschung.

Das »liebe deinen Nächsten wie dich selbst« beinhaltet zuerst, daß ich mich annehme, wie ich bin, weder abwerte noch verurteile und daß ich zu mir stehe und mich (d.h. meine Seele und ihr Programm) verwirkliche. Dies ist kein Egoismus, sondern die Basis für die Liebe überhaupt. Eine Selbstaufgabe als Basis des Dienens ist keine Selbstverwirklichung und damit sinnlos, sie wird nicht honoriert, da es als typisch nicht-authentisches Leben zum Sich-verschulden an sich selbst führt. Man kann erst selbstlos im Sinne von ich-los werden, wenn man das Ich zuvor gefunden, erlebt und gelebt hat. Dies ist auch keine Selbsterlösung, sondern mein Anteil an der Erlösung.

Selbsterkenntnis und Bereinigung

In Tabelle 3 werden die Zusammenhänge schematisch dargestellt, insoweit dies vereinfachend möglich ist. Es wird deutlich, daß Negativinhalte bzw. negativ informierte Energiefelder sich durch eine Bereinigung ins Positive, quasi in ›Guthaben‹ umwandeln (von rechts nach links). Die DNS wirkt als holographisch arbeitender Datenspeicher, dessen Grundprogramm, das Gesetz Gottes, in jedem Menschen parallel zum Seelenspeicher und imprägniert durch ihn unbelastbar und unveränderbar existiert.

Tab. 3: Wege von unten nach oben und von rechts nach links

Individuelle Informationsinhalte der DNS

Zielpunkt ←	**Weg** ←	**Ausgangspunkt**
Heil-sein		**Adäquate Krankheiten**
Entgiftungen	Übernommene	**Toxine, Schlacken**
Ethische Haltungen	spirituelle	**Fehlhaltungen**
Bereinigte Fehler	Aufgaben,	**Unbereinigte Fehler**
Miasmatische Therapie	individuelle	**Miasmen**
Authentische Gene	Evolution	**Genetische Belastungen**
Evolution von Gruppen	**Charakteristika der**	**Gruppenbelastung**
Menschheitsevolution	**geistigen Entität**	**Menschheitsbelastung**

Basis ist das Gesetz Gottes (*Extrakt: die Bergpredigt*)

Zur Klarstellung: eine supraindividuelle Schuld (die Menschheit bzw. eine Gruppe, die z.B. die Erdseele Gaia leiden läßt) hat nichts mit einer Erbsünde gemeinsam, sondern beinhaltet meinen individuellen Anteil, den ich in Vorinkarnationen an einem Fehlverhalten (z.B. Krieg) beigesteuert habe. Es ist anzumerken, daß für Jesus die Reinkarnation eine Selbstverständlichkeit war. Alle in welchem Leben und wie auch immer miteinander verknüpften Personen besitzen in ihrer DNS diejenigen Informationsanteile aus dem ›Gesamtspeicher‹, die mit unbereinigten Konflikten und Fehlhandlungen zusammenhängen, und zwar solange, bis eine Bereinigung zwischen ihnen stattfindet. Der Begriff Sünde existiert nach dem göttlichen Gesetz nicht, er ist menschlichen Ursprungs und eine Folge von Bewertungen (›richte nicht, auf daß du nicht gerichtet werdest‹).

Diagnostiziert ein Arzt Fehlhaltungen an einem Patienten, so reagiert dieser typischerweise mit Widerstand, da sich das Ich zunächst einsichtslos und wütend verteidigt, denn es ist sich selbst gegenüber blind und fühlt seine Existenz bedroht. Das Gesetz der Spiegelung, also meine Erregung über solche negativen Eigenschaften an Mitmenschen, die ich selbst in mir habe, aber nicht sehen will, kann zwar intellektuell (›Resonanzprinzip‹) nützlich sein, dringt jedoch selten vor bis in die Tiefe.

Die Symbolsprache der Organe kann hier frappierende Ergebnisse liefern und einen Aha-Effekt der Selbsterkenntnis auslösen. Dabei kommt es auch zur Erkenntnis, daß ich meine Seele bin. Jedoch ist es eine Gnade, den Körper zu haben, da ich mich mit ihm und seiner Hilfe gezielter, besser und schneller entwickeln kann. Und das Grundgesetz des Universums ist die Evolution, die Aufwärtsentwicklung, insgesamt und individuell. Dazu müssen negative Energiefelder nach dem Verursacherprinzip von dem gereinigt bzw. bereinigt werden, der sie produziert hat. Schuldzuweisungen sind kontraproduktiv. Schon ein Auf-mich-nehmen und Bereuen kann jedoch das Vorzeichen eines Energiekomplexes ins Positive umwandeln. ›Wundermittel‹ sind das Vergeben und das Um-Vergebung-bitten.

Bergpredigt und Medizin

Auf diese Weise wird eine Beziehung hergestellt zwischen einer Medizin als Heilkunde und der Bergpredigt als kurze Fassung der göttlichen Gesetze, die in der DNS jeder Körperzelle einprogrammiert sind. Eine Medizin ohne Einbeziehung solcher Zusammenhänge wird die Ursache von Symptomen und Krankheiten schwerlich erkennen oder eine Hilfestellung zur Beseitigung leisten können. Eine Heilkunde, die mit Hilfe der Sprache der Organe zu den Wurzeln geht und unterbewußt wuchernde negative Energiefelder, die im Widerspruch stehen zum göttlichen Gesetz und die DNS in ihrer Funktion beeinträchtigen, erkennt und zu bereinigen hilft, heilt wirklich.

Zusätzlich bestehen die Gnade Gottes und der Christusfunken in jedem Herzen, die gegen jedes Schema eingreifen und es außer Kraft setzen können. Sie verhindern das Entstehen einer Abwärtsspirale (eines Teufelskreises) und ermöglichen Evolutionssprünge. Allerdings wäre es eine schreckliche Vereinfachung, sich vornehmlich auf die Gnade zu stützen oder zu verlassen, denn sie kann nur geschehen, wenn wir die Voraussetzungen geschaffen haben, denn: »**wer immer strebend sich bemüht, den können Wir erlösen**«. Die Medizin der Bergpredig bietet eine Hilfestellung auf diesem Weg.

Es sei noch einmal hervor gehoben, daß es ein Missverständnis ist, die Bergpredigt zu interpretieren als ein ›Alles-mit-sich-geschehen-lassen‹ oder ein ›Helfen-wollen immer und um jeden Preis‹. Die Bergpredigt verbindet das Fördern immer mit dem Fordern. Wer nicht bereit ist, sich selbst zu helfen, bekommt keine Hilfe, sondern unterlegt sich selbst dem Gesetz von Ursache und Wirkung nach seiner Ausführungsverordnung, die lautet: **lernen oder leiden**. Die Entscheidung trifft jeder jederzeit selbst. Hilflose allerdings erfahren bedingungslose Hilfe, wie es der Mann aus Samaria tat.

Ein Beispiel: Ein Bettler sitzt am Straßenrand und fordert jeden

Vorübergehenden heraus. Gibt man ihm Geld, so ist dies angebracht und korrekt, wenn er a) es wirklich benötigt, b) selbst kein Geld verdienen kann, c) es nicht vertrinkt oder sonstwie veruntreut, d) keiner Bettlerorganisation angehört und e) nicht demonstrativ Mitleid hervorruft. Gibt man ihm Geld, ohne daß diese Bedingungen erfüllt sind, **belastet sich auch der Gebende**, da er eine mögliche seelische Belastung des vorgeblichen Bettlers verstärkt.

Es ergibt sich aus dem Gesagten, daß es nur möglich ist, nach der Bergpredigt zu leben, wenn man über ein Einfühlungs- und Unterscheidungsvermögen verfügt. Im übrigen gilt das für den Bettler Gesagte grundsätzlich auch für die Beziehungen zu Patienten. Der Therapeut sollte nicht Wachs in den Händen von fordernden Patienten sein, die die Verantwortung für sich und ihre Krankheit nicht übernehmen wollen, sondern sie u.U. als Fluchtmöglichkeit oder Druckmittel verwenden. Ein Nein-sagen-können ist notwendig, wenn man unredliche Motive verspürt, da man demjenigen so tatsächlich hilft. Hilfe sollte, wann immer möglich, Hilfe zur Selbsthilfe sein. Nimmt der Therapeut dem Patienten die Möglichkeit zur Selbsterkenntnis, so hat dies negative Folgen für beide.

Schließlich sei noch ein Textzitat aufgeführt, das zeigt, daß die Bergpredigt keine christliche Exklusivität besitzt. Es stammt von Keith Sherwood, der aus buddhistischer Sicht an Kommunikation und Liebe herangeht (www.onewholelove.com): ›Karmischen Ballast erkennen und Energieblockaden lösen‹.

»Wie man Intimität wieder herstellen kann: Du hast ein Problem – Du hast etwas getan, was jemanden, den Du liebst, verletzt oder Dir entfremdet hat. Du fühlst Dich schrecklich, hast aber keine Ahnung, wie Du die Dinge wieder ins Lot bringen könntest. Vielleicht bist Du sogar derjenige, der verletzt wurde, und es ist Dein Stolz, der einer Versöhnung im Weg steht.

Selbst wenn Du Dein Handeln als gerecht empfindest, ist Eure

Intimität jetzt gestört, und die Spannung und Schwere zwischen Euch entfremdet Euch einander. Was nun? Wirst Du dem Sturm trotzen und noch härter kämpfen, um zu beweisen, dass Dich keine Schuld trifft oder ziehst Du Dich zurück und wartest einfach ab? Es ist unwahrscheinlich, dass eine dieser Möglichkeiten befriedigend verlaufen wird, denn keine von beiden wird Euch einander wieder näher bringen.

Also, lass mich Dir eine einfache Lösung vorschlagen – entschuldige Dich! Nicht, weil Du im Unrecht bist, sondern weil eine ernst gemeinte Entschuldigung wieder Nähe herstellen kann und den Pranafluss zwischen Euch wieder belebt.

Eine Entschuldigung kann dafür sorgen, dass das blockierte Prana zwischen Partnern in einer Beziehung wieder fließt. Prana strahlt durch die Energiezentren im menschlichen Energiefeld, die man Chakren nennt. Prana ist Energie ohne Eigenschaften. Sie strahlt zwischen Partnern, Freunden und Familienmitgliedern und macht Intimität erst möglich.

Um Intimität wieder zu erlangen, muss die Blockade, die den Pranafluss behindert, gelöst werden, und genau das kann eine Entschuldigung leisten. Allerdings muss sie freiwillig gegeben werden und aus zwei Teilen bestehen.

Der, der sie gibt, muss das, was die Intimität gestört hat – ob Handlung oder Untätigkeit – genau beschreiben, und man muss ernsthaft bedauern, dass man den anderen verletzt hat, indem man: a) den Pranafluss im gemeinsamen Energiefeld unterbrochen und b) die Blockade verursacht hat, die zur Störung der Intimität führte.

Eine echte Entschuldigung klingt etwa so: ›Es tut mir leid, dass ich meine Wut (meine Eifersucht, Schuldzuweisung, Unsicherheit o.a.) auf Dich projiziert habe und Dich und Dein Energiefeld damit verletzt habe.‹

Wenn die Entschuldigung einmal ausgesprochen ist, wird der Pranafluss wieder hergestellt, und beide Partner werden wieder in der Lage sein, Vergnügen, Liebe, Nähe und Freude miteinander zu teilen, ohne dass Groll oder Blockaden dem im Weg stehen könnten.«